消化系统常见疾病内镜表现及治疗图谱

王韶峰　主编

吉林大学出版社

·长　春·

图书在版编目（CIP）数据

消化系统常见疾病内镜表现及治疗图谱 / 王韶峰主
编 . — 长春：吉林大学出版社，2021.10
ISBN 978-7-5692-9160-5

Ⅰ . ①消…　Ⅱ . ①王…　Ⅲ . ①消化系统疾病—内窥镜
检—图谱　Ⅳ . ① R570.4-64

中国版本图书馆 CIP 数据核字（2021）第 211585 号

书　　名	消化系统常见疾病内镜表现及治疗图谱
	XIAOHUA XITONG CHANGJIAN JIBING NEIJING BIAOXIAN JI ZHILIAO TUPU
作　　者	王韶峰　主编
策划编辑	樊俊恒
责任编辑	樊俊恒
责任校对	樊俊恒
装帧设计	马静静
出版发行	吉林大学出版社
社　　址	长春市人民大街 4059 号
邮政编码	130021
发行电话	0431-89580028/29/21
网　　址	http://www.jlup.com.cn
电子邮箱	jdcbs@jlu.edu.cn
印　　刷	三河市德贤弘印务有限公司
开　　本	710mm×1000mm　1/16
印　　张	9.75
字　　数	154 千字
版　　次	2022 年 1 月　第 1 版
印　　次	2022 年 1 月　第 1 次
书　　号	ISBN 978-7-5692-9160-5
定　　价	98.00 元

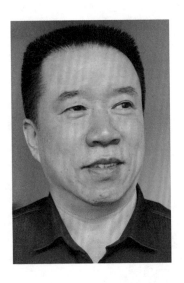

作 者 简 介

　　王韶峰，主任医师，山西省长治市人民医院消化内科主任，山西医科大学兼职教授，长治医学院教授，硕士生导师。现任中华医学会消化内镜学分会第八届委员会食管疾病协作组委员，国家消化病临床研究中心早期胃癌专家组成员，中国抗癌协会肿瘤内镜学专业委员会全国委员，中国医师协会内镜医师分会第一、二、三届消化内镜专业委员会委员，中关村（泛亚）消化内镜创新战略联盟理事，中国医师协会山西消化内镜专业委员会副主任委员，中国基层 / 乡村医生培训工程山西地区主讲专家，山西省抗癌协会肿瘤内镜学专业委员会副主任委员，山西省老年医学学会老年消化内镜分会第一届委员会副会长，山西消化专业委员会执行常委，山西省医学会消化病学专业委员会内镜学组副组长，《基层医学论坛》杂志副主编，山西省长治市消化专业委员会主任委员，长治市消化专业委员会内镜学组组长。从事消化临床及消化内镜工作 40 年，在本地区最早开展消化内镜治疗，尤其在消化道早癌诊治方面有着深厚的造诣，每年完成 ESD 二百余例，居全国地市级医院之首，培养了一大批消化内科专业人才，有效地推进了本地区消化道早癌的诊治工作。

编委会

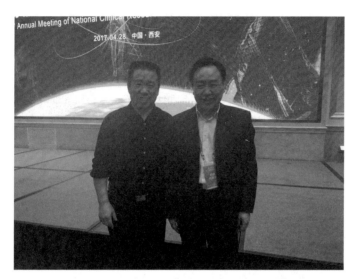

2017 年 4 月参加第二届中国整合医学大会与中国工程院副院长樊代明院士合影

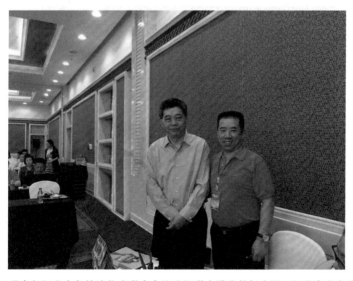

2017 年 6 月参加河北省急性消化病学术会议进行学术讲座并与中国工程院李兆申院士合影

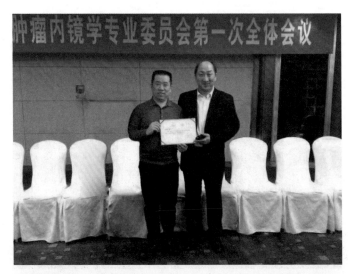

2014 年 1 月当选中国抗癌协会肿瘤内镜学专业委员会委员,王贵齐教授授予证书

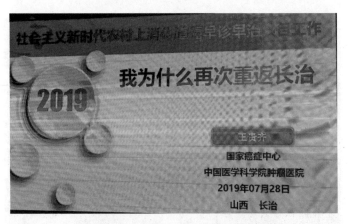

2019 年 7 月我院成立"王贵齐教授"工作室,王贵齐教授做学术讲座

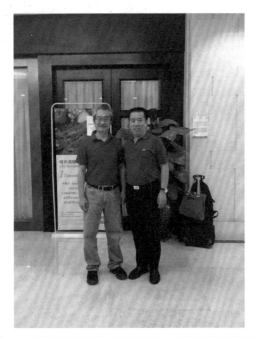

2018 年 8 月参加中国肿瘤学大会中国抗癌协会肿瘤内镜学专业委员会年会，与中华医学会消化内镜学分会主任委员张澍田教授合影

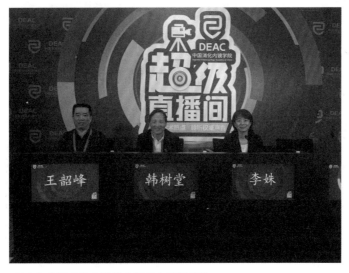

2019 年 10 月参加中国消化内镜学院超级直播间首播

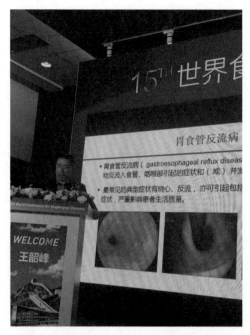

2019 年 11 月参加第 15 届世界食管疾病大会并做学术讲座

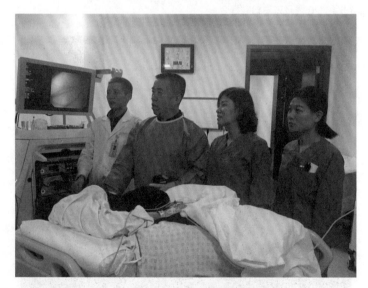

2019 年 11 月在解放军总医院柴宁莉教授手把手培训"贲门缩窄术"

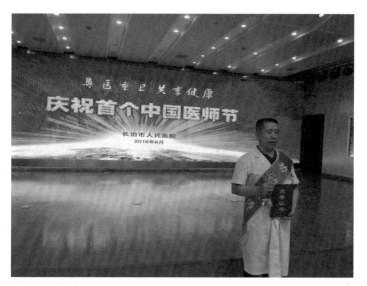

2018 年 8 月医师节荣获"功勋医师"称号

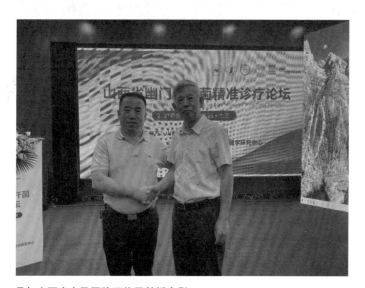

2021 年 5 月与山西省人民医院王俊平教授合影

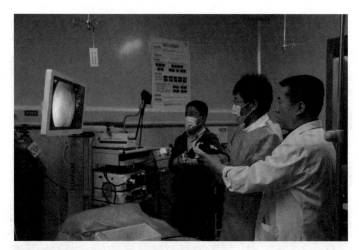

2021 年 5 月亲自教授东京大学外科博士宗亮胃镜技术

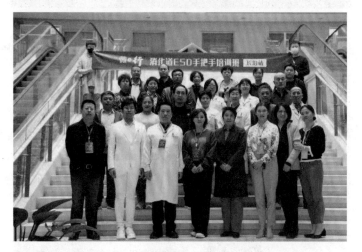

2021 年 5 月开办"消化道 ESD 手把手培训班"

前　言

时光荏苒，白驹过隙，屈指算来，从学校步入临床已四十个年头，几近花甲的本人，心中总有些冲动，欲将几十年行医之心得体会予以总结，供同道指正并分享。

众所周知，太行山区上消化道肿瘤的高发病率、高致残率、高死亡率吞噬着一代又一代老区人民的生命健康及财产安全，也证实了上消化道癌是"穷癌"的说法，"因癌致穷""因癌返穷"触目惊心，心痛不已。

鉴于此，本人于十年前出版了《消化系统癌前疾病与癌前病变》一书，将消化道各种癌前疾病与癌前病变进行了收集梳理并加以整合，供同道们参考，之后的十年间，消化道早癌的诊治热潮借着内镜治疗的东风而风起云涌、方兴未艾。

笔者有幸于2011年"机缘巧合"接触到了中科院肿瘤医院内镜科主任王贵齐教授，并师从其参加到了"全国农村消化道肿瘤早诊早治"的行列里，连续两届当选为"中国抗癌协会肿瘤内镜专业委员会全国委员"，也做出了一些成绩，由此得到了王贵齐教授的赞扬，其也以"我为什么重返长治"的肯定在我院成立了"王贵齐教授工作室"；接下来几年中，又受到了解放军总医院（三〇一医院）卢忠生教授、柴宁莉教授的手把手亲传，并参加了"卫生部食管早癌贲门早癌筛查项目""国家科技支撑项目（2015BAI13B08）：血清学ABC法联合内镜筛查早期胃癌多中心临床研究""国家结直肠息肉管理项目"等国家级科研项目及"基于真实世界内镜下贲门缩窄术治疗顽固性胃食管反流病多中心前瞻性队列研究""食管鳞状上皮非典型增生靶点冷冻消融治疗""透明帽辅助内镜内痔硬化术（CAES）"等前沿科研项目，使我院乃至我地区消化内镜诊治技术对标了一流，紧跟了前沿，并由此本人陆续成为"国家消化病临床研究中心早期胃癌专家组成员、中国医师协会内镜医师分会消化内镜专业委员会委员、中关村（泛亚）消化内镜创新战略联盟理事、中国基层/乡村医生培训工程山西地区主讲专家。在此，对三位恩师的无

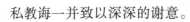
私教诲一并致以深深的谢意。

在临床实践中，渐渐感觉到作为地市级医院消化内镜医生对"早癌"的识别固然重要，但让患者及其家属信任并选择"本土医生"手术，而非单纯依赖专家，沟通艺术不可或缺，由此，笔者在"幸福是从口福开始的，没有口福就没有幸福""要想癌症少，比'三早'更早""人找病病死，病找人人亡""没病找病，宁左勿右""从无到有，从少到多，从小到大，从良到恶""父母有此病，子女要当心"的基础上，又总结提出了"早早癌""癌二代""纵横虚实十字法框定早癌筛查人群"等理念（详见附录），并对"超微创手术"的益处做了深度解析："不开胸、不开腹，故不伤元气，不伤身体结构，故劳动力不丧失，生活自理能力不下降，对家人及子女的生活几乎无干扰，对患者的自然预期寿命几乎无影响。"如此沟通与理解，相当多的病人对此产生了认同，并选择了我们——"本土医生"对其进行手术，并渐渐扩大了影响力与传播力。我们"本土医生"的"早癌"诊治水平也获得了飞跃式的提高，从而能够跻身于全国地市级医院"早癌诊治"的前列。

在成书的冲刺阶段，我市为我院引进了一位"日本东京大学"的博士——宗亮教授，其深厚的专业素养、严谨的治学态度和"学无止境"的求知欲望，不禁让我心生敬佩，在我透露邀其加盟此书的编撰工作之意后，其不但欣然接受并做了大量的指导工作，而且还将此书推荐给了其"日本东京大学导师"——濑户泰之教授（日本东京大学附属医院院长、日本消化器外科理事长），濑户教授"爱屋及乌"，对宗亮"拜我为师"使我有幸成为"博导"予以支持，并郑重地为此书写了序。

十余年来，我们也积累了一些病例，从"眼高手低"的茫然，到"知难行易"的必然，再到"游刃有余"的欣然，将个人所感所悟所思所践结集成册，惶恐推出，望同道不吝赐教并斧正。

在此，再次感谢前行道路上各位恩师的指引与提携，感谢全科同志的辛勤付出与帮助，感谢我院病理科的大力支持与合作。

王韶峰

2021 年 6 月

序

　　宗亮さんは私の一番優秀な中国人学生で、2017 年に東京大学胃腸外科博士課程を卒業して帰国し、胃がんの外科治療に取り組んでいます。宗亮さんによると、中国の胃がん患者のうち進行期の胃がんが 80 パーセント以上を占めており、日本でも進行期の胃がんが主体だった時代があったが、現在では国民の胃がん内視鏡検査のおかげで早期胃がんの割合が 60 パーセントになっているという。現在、中国は急速に発展しており、早期胃がんの発見率は年々増加するとみられる。宗亮は帰国后、胃がんの外科治療に力を注ぐ一方、王韶峰教授から内視鏡の技術を学んだ。そのおかげで、王韶峰教授が監修した内視鏡診療叢書を編集した。私はこれを喜んで、私の教え子の宗亮と彼の内視鏡先生の王韶峰教授のために序を書いた。

2021 年 6 月 28 日

濑户泰之教授《序》译文

宗亮作为我最优秀的中国学生,2017 年从东京大学胃肠外科博士毕业回国后致力于胃癌的外科治疗。从宗亮那里获悉,中国的胃癌患者当中进展期胃癌占到了百分之八十以上,而日本也曾经经历过进展期胃癌占主体的年代,但目前得益于国民胃癌内镜筛查项目,日本的早期胃癌比例已经占到了百分之六十。现如今,中国的发展日新月异,相信早期胃癌的发现比例将会逐年增加。因此,宗亮回国后一方面致力于胃癌的外科治疗,另一方面也从王韶峰教授处学习内镜技术,得益于此,参编了王韶峰教授主编的内镜诊疗丛书,我备感欣慰,故此,为我的学生宗亮和他的内镜导师王韶峰教授写序。

2021 年 6 月 28 日

Yasuyuki Seto M.D.,（濑户泰之）教授,东京大学附属医院院长,先后工作于日本癌症研究基金会有明医院胃肠外科,东京大学附属病院胃肠外科。于2008年升任东京大学消化管外科学教授和代谢内分泌外科学教授,为东京大学唯一双学科教授,于2019年升任东京大学附属医院院长。迄今在 *Lancet*,*Lancet oncology*,*Journal of Clinical Oncology* 等发表SCI论文130余篇。

所属学会

日本消化器外科学会理事长(President),日本外科学会副委员长、理事

International Gastric Cancer Association 秘书长

日本外科系连合学会副委员长、理事,日本消化器内视镜学会会长

日本食道学会顾问,日本胃癌学会顾问,理事

日本外科代谢营养学会理事日本消化器癌发生学会理事

日本内视镜外科学会理事,日本癌治疗学会委员

序

接韶峰主任电话，为其著《消化系统常见疾病内镜表现及治疗图谱》作序，忐忑数日，终还是不忍推辞，知韶峰之作历数十年辛苦，且常耳语十载，今终成大作，愿序为喜，然恐不胜。

"韶"意之美好，"峰"谓之顶尖，其作亦如其名，可谓天人合一，此虽为强译，然以我对韶峰之知，其对工作、对事业之炽热追求，不甘人后，事争上游，多令我为之动容。本人虽为山西省消化学会和医师协会主委及会长，亲视并见证着长治市人民医院在韶峰主任带领下，以消化道早癌筛查为抓手，由点及面，不仅使长治市人民医院的消化道早癌的诊治及普及走在全国前列，更是对全省消化道疾病的诊治起到了较好的推动作用，从韶峰主任在中华医学会、中国医师协会、中国抗癌协会等诸多学术任职中可窥见一斑，遑论其在省市协会之工作。

韶峰主任其人与其名相合，做事亦激情四射。在全国全市"医卫双优下基层"活动中，他带领长治市人民医院"雪芳医院讲师团"在三年时间里，走遍长治所有二甲医疗机构及部分乡镇卫生院，并在十个县区医院成立"长治市人民医院消化病中心协作单位"，为基层医院医疗水平的整体提高贡献了无数努力。

回顾韶峰主任从医40年的辉煌，十年前出版了文字版《消化系统癌前疾病与癌前病变》，今又将《消化系统常见疾病内镜表现及治疗图谱》以图文并茂、深入浅出的手法将消化道疾病进行梳理、比对，作为一名地市级医生来说实是难能可贵，亦令吾感动良久，为其作序，亦我心也，并愿为我省之优秀同行，奋力前行而鼓与呼。

是为序。

王俊平

2021年5月13日

目　录

第一章　食管病变内镜表现及治疗

第一节　食管息肉

食管息肉起源于食管上皮细胞,男性多于女性,以颈段居多,根据病理可分为四型:炎性息肉、乳头状瘤性息肉、纤维血管性息肉、炎性纤维样息肉。胃镜下表现为圆形、半球状、乳头状、蕈状,边界清楚,表面光滑,有时呈细而均匀的颗粒,可根据山田分型分为四型:Ⅰ型为广基,Ⅱ型为无蒂,Ⅲ型为亚蒂,Ⅳ型为有蒂。

治疗方法:

(1)较小的食管息肉,直径＜5mm,可直接用活检钳钳除。

病例 1-1-1

患者女性,56 岁,主因上腹不适 1 年就诊,胃镜检查发现食管距门齿 36cm 息肉。

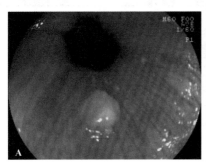
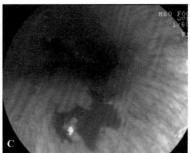

A 食管下段见广基息肉　　　　　　B 病理示食管息肉

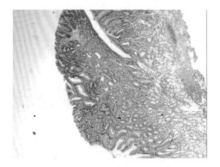

C 予以活检钳钳除后创面

（2）直径超过 5mm 的广基食管息肉可以使用氩等离子凝固术（argon plasma coagulation，APC）治疗。

病例 1-1-2

患者男性，主因吞咽不适 2 个月就诊，胃镜发现食管距门齿 26cm 柱状息肉。

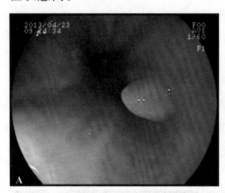

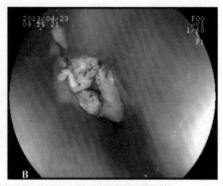

A 食管见柱状息肉　　　　　　　　B 予以 APC 治疗后

（3）直径＞ 10mm 的广基息肉或者亚蒂以及蒂较细的息肉可采用高频电切除。

病例 1-1-3

患者男性，67 岁，主因反酸 3 年，吞咽不适 6 个月就诊，胃镜发现食管下段柱状及亚蒂息肉。

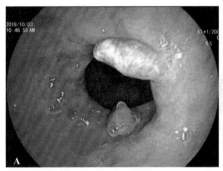

A 食管下段见带蒂息肉

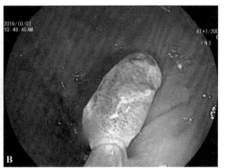

B 予以圈套器高频电切除

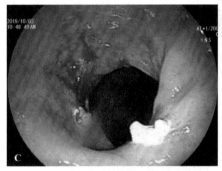

C 治疗后的创面

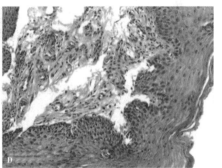

D 炎性息肉，鳞状上皮底层细胞增生活跃

第二节　食管乳头状瘤

　　食管乳头状瘤（esophageal papilloma，EP）是发生于食管复层上皮的良性肿瘤，系食管黏膜局限性增生形成。按生长方式可分为三种类型：外生型、内生型、峰型。内镜下多表现为单发，有蒂或无蒂，呈分叶状或分支状突起，表面有时可呈半透明状。内镜下表现为有蒂或无蒂的白色疣状隆起或直立的乳头状病变，表面可呈桑葚状或颗粒状，有时呈半透明状，用水冲时可随水漂浮。《中国食管鳞癌癌前状态及癌前病变诊治策略专家共识》将此病归入癌前状态，但其癌变率不高。

　　治疗方法：

　　（1）瘤体较小者可在内镜下活检摘除，瘤体稍大者可选用氩等离子凝固术（argon plasma coagulation，APC）治疗。

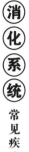

病例 1-2-1

患者男性,45 岁,主因上腹不适 4 个月就诊,胃镜显示距门齿 23cm 可见一乳头状瘤。

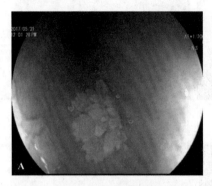

A 食管发现一呈簇状乳头状瘤

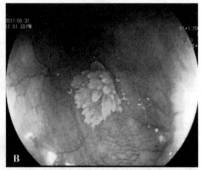

B 电子染色(FICE)观察

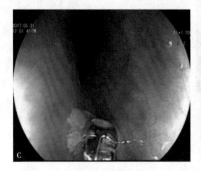

C 予以活检钳钳除

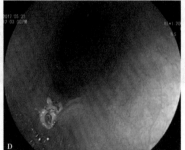

D 残基予以 APC 治疗

(2)瘤体过大,超过 10mm 时可选用高频电切除。

病例 1-2-2

患者女性,55 岁,主因吞咽不适 6 个月就诊,胃镜发现食管下段乳头状瘤。

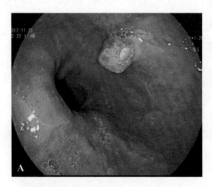

A 食管下段近齿状线处见柱状乳头状瘤

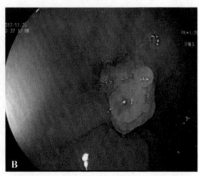

B 近距离观察,瘤体顶端呈结节状

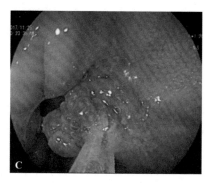
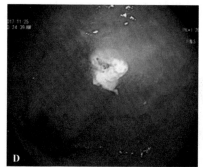

C 予以圈套器切除瘤体　　　　　　　　　D 切除后创面

第三节　食管黏膜白斑病

　　黏膜过度角化,可出现白色斑块状改变,称为白斑。白斑可发生在身体各处鳞状上皮组织。食管黏膜白斑病是食管黏膜过度增生,形成食管黏膜多发、白色扁平隆起。过去认为是食管良性病变,但是《中国早期食管癌筛查及内镜诊治专家共识意见(2014年,北京)》中明确指出该病为食管癌前疾病,需要引起内镜医师的重视。

　　食管黏膜白斑病诊断主要依靠胃镜检查。一般情况下表现为食管黏膜扁平白色斑块,呈圆形或椭圆形,边界清楚,直径 3 ~ 6mm 不等,可单发或散在分布,食管全程均可发生。因为是黏膜发生角化的过程,病理上可发生角化不良和不典型增生改变,属癌前病变,有报道其恶变率达 5%。如果发现白斑较大(> 10mm)、表面龟裂、边缘模糊呈毛刺状、多块白斑融合、Lugol's 液染色淡染或不着色时,要注意是否已发生癌变,应及时病理活检。

　　治疗方法:

　　1.一般治疗

　　戒除生、冷、辣、醋、烟、酒等刺激食物,避免进食过热、过快饮食。

　　2.内镜治疗

　　(1)氩等离子凝固术(argon plasma coagulation, APC)。不直接接触黏膜表面,利用氩气流对准白斑表面进行烧灼。适用于白斑较小、无可疑癌变时。

病例 1-3-1

患者男性,52 岁,主因上腹部不适 6 个月就诊,胃镜发现食管多发白斑。

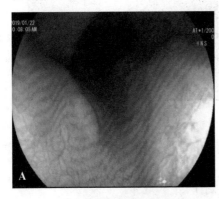

A 白光发现食管多发黏膜白斑

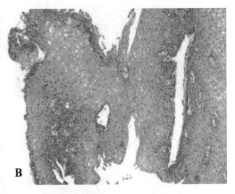

B 病理示鳞状上皮增生伴空泡变性

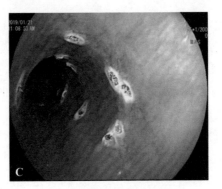

C 予以 APC 治疗后创面

（2）黄金探头电凝毁损治疗。可以直接接触白斑组织进行电凝治疗,不粘连探头。

病例 1-3-2

患者男性,66 岁,主因上腹不适伴反酸 1 年就诊,胃镜发现食管多发白斑。

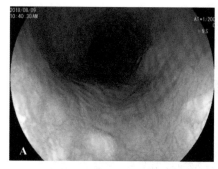

A 白光检查发现食管黏膜多发白斑

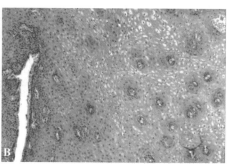

B 病理示空泡变性

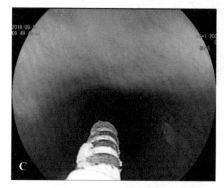

C 准备黄金探头

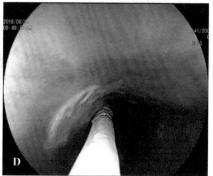

D 予以黄金探头治疗

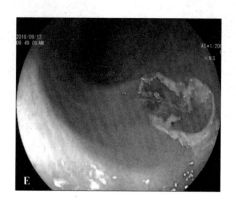

E 黄金探头治疗后创面

（3）对于白斑 Lugol's 液染色拒染者，倾向早癌，可行多环黏膜套扎切除术（endoscopic multi-band mucosectomy，MBM）、内镜下黏膜切除术（endoscopic mucosal resection，EMR）或内镜黏膜下剥离术（endoscopic submucosal dissection，ESD），获取完整病理标本。

病例 1-3-3

患者男性，63 岁，主因吞咽不适 9 个月就诊，胃镜发现食管距门齿 28 ～ 30cm 不规则白斑，表面龟裂，边缘不整。

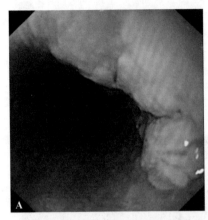
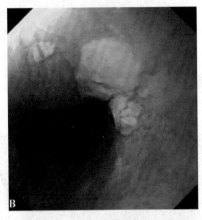

A 食管发现大片状不规则白斑，表面龟裂　　　　B 食管大片不规则白斑，边缘不整

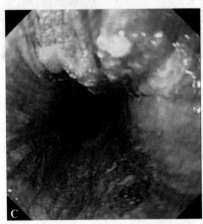

C 予以 Lugol's 液染色呈淡染，局部拒染　　 D 予以 Lugol's 液染色拒染，边界清楚，倾向早癌

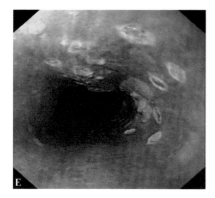

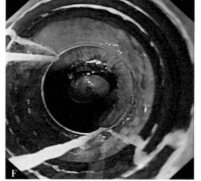

E 沿白斑外缘 5mm 标记　　　　F 套扎器吸引黏膜并套扎根部形成"息肉"样隆起

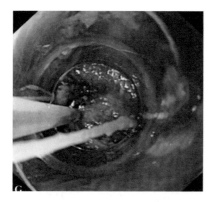

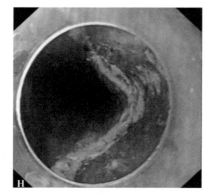

G 圈套器从套扎环底部切除病灶　　　　H 切除后观察边缘标记点无残留

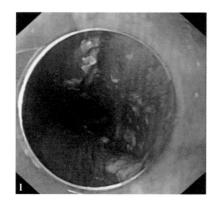

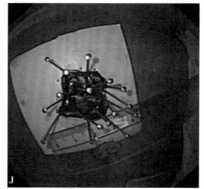

I 术后创面平整,无出血、穿孔　　　　J 体外复原标本

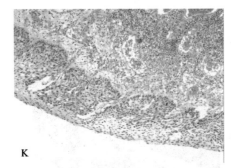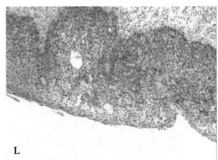

K、L病理显示食管鳞状上皮高级别上皮内瘤变

第四节　BARRETT 食管

BARRETT 食管（Barrett's esophagus, BE）是指食管下段的复层鳞状上皮被化生的单层柱状上皮所代替的一种病理现象，可伴有肠化或不伴有肠化。其中伴有肠上皮化生者属于食管腺癌的癌前病变。至于不伴有肠化者是否属于癌前病变，尚有争议。

BARRETT 食管无特异性症状，诊断须依靠内镜和活检确定。明确区分鳞、柱状上皮交界处（SCJ）与胃食管结合处（GEJ）对识别 BE 十分重要。正常情况下，SCJ 与 GEJ 应位于同一位置，发生 BE 时 SCJ 上移，即 SCJ 与 GEJ 分离。内镜下典型表现为食管下段出现天鹅绒样红色黏膜，较正常胃黏膜更红，可呈舌形、岛状或节段形。有时可伴有出血、糜烂甚至溃疡，出现这些表现要警惕早癌发生。

治疗方法：

1. 一般治疗

改变生活方式、改变体位，戒烟、酒，控制体重。

2. 药物治疗

对于未发生不典型增生的且无严重并发症的 BARRETT 食管患者，推荐首选药物治疗。

3. 内镜治疗

（1）氩等离子凝固术（argon plasma coagulation, APC）。

病例 1-4-1

患者男性，66 岁，主因反酸、烧心 10 年就诊，胃镜检查食管距门齿

39cm 见 BARRETT 食管。

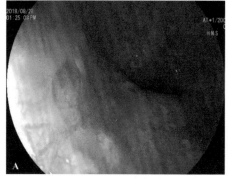

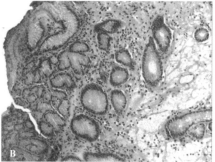

A 白光下发现岛状 BARRETT 食管   B 病理示 BARRETT 食管

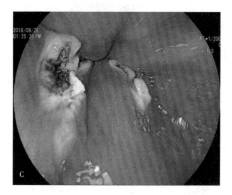

C 予以 APC 治疗后创面

（2）热凝毁损术。

病例 1-4-2

患者男性,67 岁,主因胸骨后不适 3 个月就诊,胃镜发现距门齿 35cm 岛状 BARRETT 食管。

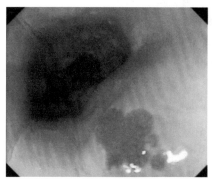

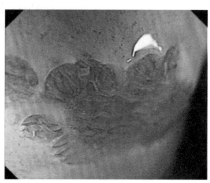

A 发现岛状茶褐色黏膜   B 利用 NBI 放大观察可见腺管样结构规则

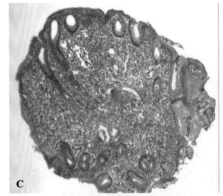

C 病理示 BARRETTA 食管

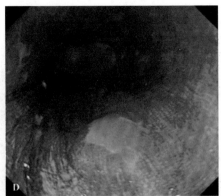

D 局部碘染色后拒染

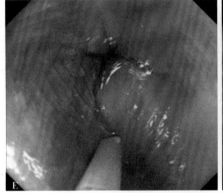

E 黏膜下注射,非抬举征(一)

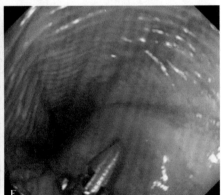

F 热活检钳电凝病灶

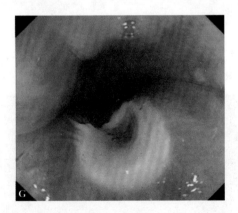

G 电凝后的创面

（3）怀疑癌变者可予以内镜下黏膜切除术（EMR）或内镜黏膜下剥离术（ESD）。

第五节 早期食管癌

我国是食管癌高发国家,其中食管鳞状细胞癌占90%以上,目前,早期食管鳞癌(early esophageal squamous cell carcinoma)的定义是指局限于黏膜层的鳞状细胞癌,不论有无淋巴结转移。1999年,日本食管癌分型中对早期食管癌的定义是局限于黏膜层及黏膜下层并且无淋巴结转移的癌。但是随后研究发现,肿瘤局限于黏膜层时淋巴结转移率几乎为零,肿瘤侵犯到黏膜下浅层时淋巴结转移率为21%~29%,侵犯到黏膜下深层时淋巴结转移率为50%~76%,故目前认为局限于黏膜层的食管鳞癌为早期食管鳞癌,侵犯黏膜下层的食管鳞癌属于浅表食管癌。

胃镜检查是早期食管癌诊断的有效手段,早期食管鳞癌及癌前病变在内镜下主要有以下几种表现:①颜色改变,可为斑片状发红或发白,边界欠清晰;②黏膜形态改变,微隆起或凹陷,亦有完全平坦型,质地比较粗糙,可伴有糜烂或结节,触碰易出血;③血管纹理改变,黏膜下血管模糊或消失。推荐早期食管鳞癌及癌前病变的内镜下分型采用巴黎分型,主要分为隆起型、平坦型、凹陷型。即0-Ⅰ型(隆起型)、0-Ⅱ型(平坦型)、0-Ⅲ型(凹陷型)。0-Ⅱ型又可分为0-Ⅱa型(浅表隆起型)、0-Ⅱb型(完全平坦型)、0-Ⅱc型(浅表凹陷型)。对于可疑早期食管鳞癌或癌前病变者可以采用碘染色与放大内镜进一步诊断和靶向活检。

治疗方法:

1.多环黏膜套扎切除术(endoscopic multi-band mucosectomy,MBM)治疗

病例1-5-1

患者男性,69岁,主因胸骨后不适4个月就诊,胃镜检查发现距门齿26~28cm处有2~6点片状糜烂。

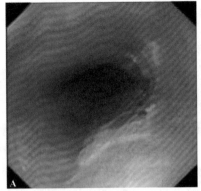

A 白光发现食管片状糜烂

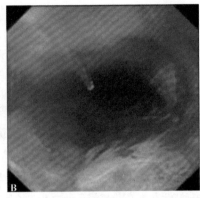

B 碘染色局部淡染与不染,黏膜脆弱,触之易出血

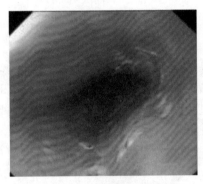

C 沿病灶边缘 5mm 标记

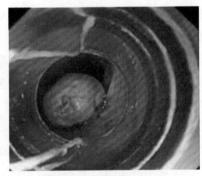

D 沿病灶边缘,套扎病灶

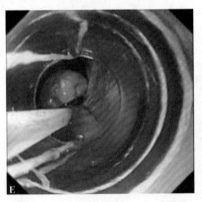

E 于套扎环下方切除黏膜

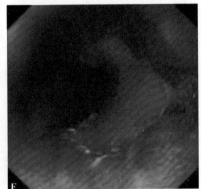

F 切除后的创面,喷洒碘液未见淡染区

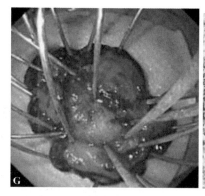

G 体外复原病灶

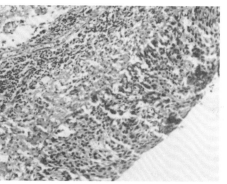

H 病理报告食管高级别上皮内瘤变

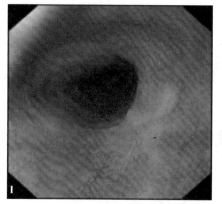

I 术后 6 个月复查局部瘢痕形成，无狭窄

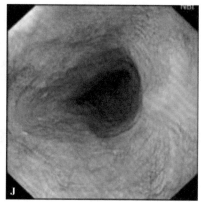

J 术后 6 月 NBI 复查，未见茶褐色改变

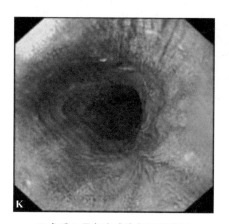

K 术后 6 月复查碘染色无淡染区

2. 内镜下黏膜切除术（EMR）治疗

病例 1-5-2

患者男性，72 岁，主因上腹不适 1 年就诊，胃镜检查发现食管距门齿 27 ～ 30cm 处有 12 ～ 3 点黏膜糜烂。

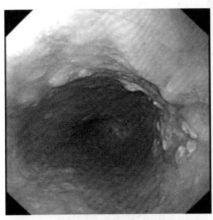

A 白光发现食管片状糜烂

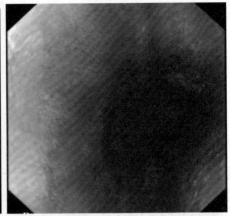

B 碘染色局部淡染与不染

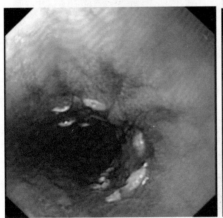

C 沿病灶外缘 5mm 标记

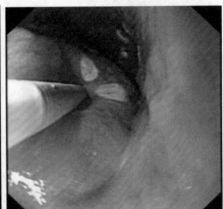

D 黏膜下注射，非抬举征（一）

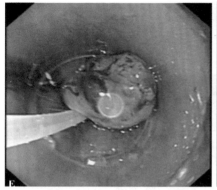

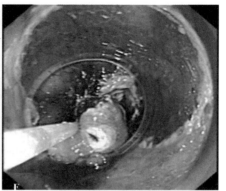

E 在透明帽下吸引并圈套黏膜　　　　　　　　F 切除黏膜

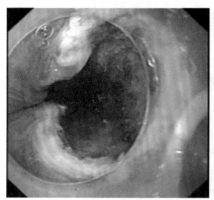

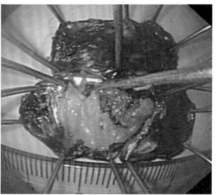

G 切除后创面　　　　　　　　　　　H 体外拼接复原标本

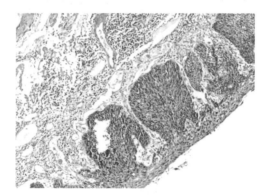

I 病理报告食管原位癌

3. 内镜黏膜下剥离术（ESD）治疗
目前已经成为食管甲瘤首选的治疗方法。

病例 1-5-3

患者男性,66 岁,主因吞咽困难 7 个月就诊,胃镜检查食管距门齿 26 ~ 33cm 环周糜烂。

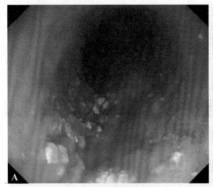

A 白光发现食管环周糜烂

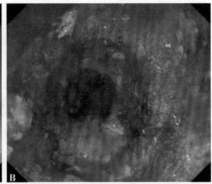

B 碘染色后病灶明显不染色,边界清楚

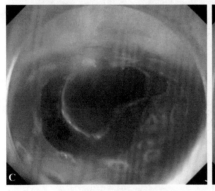

C 沿病灶下缘标记后环周切开黏膜层

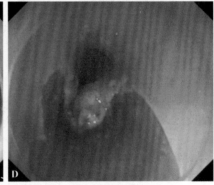

D 环周切开上缘

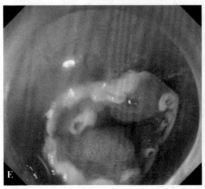

E 进行环周剥离

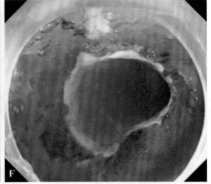

F 环周剥离后的下缘

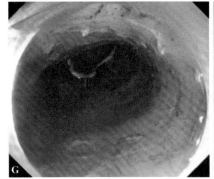

G 剥离后的创面　　　　　　　　　　H 环周剥离后的上缘

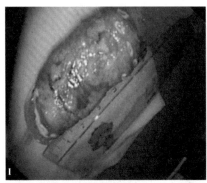

I 体外复原病灶

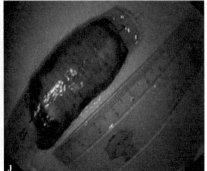

J 体外标本染色

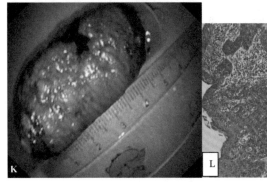

K 体外标本染色

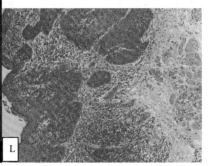

L 病理显示原位癌

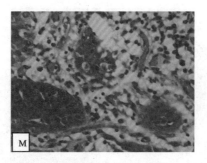

M 病理显示原位癌

4. 黄金探头毁损术

对于食管多源早癌或多发癌前病变无法行多处切除,或者患者不能耐受麻醉及 ESD,可使用黄金探头进行热凝毁损术,既能清除多源病灶,同时不会造成管腔狭窄。

病例 1-5-4

患者男性,78 岁,主因上腹部不适 5 个月就诊,胃镜发现食管黏膜粗糙,Lugol's 液染色食管花斑状,多发片状淡染。

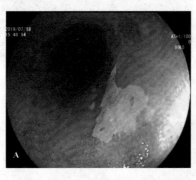 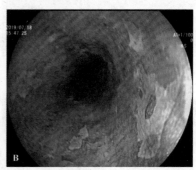

A 碘染色后病灶明显不染色,边界清楚　　　B 碘染色显示食管多发淡染,边界清楚

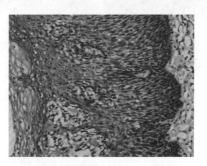

C 病理报告食管低级别上皮内瘤变

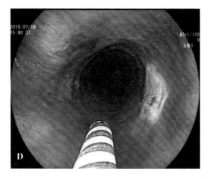
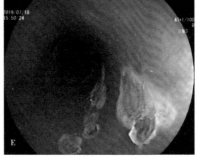

| D 予以黄金探头治疗 | E 治疗后创面 |

超级链接

正常食管黏膜为鳞状上皮,没有腺体开口,应用放大内镜观察时,可观察到上皮内乳头状毛细血管袢(Inrapapillary Capillar Loop, IPCL)。

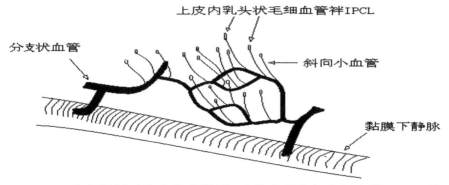

IPCL 垂直起源于分支状血管网,正常表现为红色逗点状。NBI 结合放大内镜观察时,位于深部的分支状血管为绿色,表浅的 IPCL 呈棕色点状。发生浅表食管鳞癌时,肿瘤部分扩张的异常血管密集增生,通过 NBI 加放大内镜观察 IPCL 状态,诊断食管鳞状上皮病变,包括上皮内瘤变及浅表癌,并可反映肿瘤的浸润深度。IPCL 判断有多重分型,如:Inoue's IPCL 分型、Arima、JES(日本食管学会)分型。

背景着色(BC)指在 NBI+ 放大内镜观察食管黏膜病变时, IPCL 之间的食管黏膜上皮的着色情况,窄带成像 + 放大内镜观察,显示病变区域 IPCL 之间的黏膜上皮颜色和周围正常区域黏膜上皮颜色相比发生改变,呈褐色,即该病变区域的背景着色为阳性。这种病变区域 IPCL 之间的黏膜上皮如果发生颜色的改变称为 BC 阳性,没有颜色改变则称为 BC 阴性。BC 特异性敏感度均高。

诊断早期食管癌多依据日本食管学会的 IPCL 分类（AB 分型）。A 型：IPCL 无变化或微小变化，主要存在于正常黏膜。B1 型：IPCL 形态异常成袢样血管，包括血管扩张、迂曲、形状不一、粗细不同，提示病变浸润深度为 M1~M2；B2 型：缺少成袢的 IPCL，提示病变浸润深度为 M3~SM1；B3 型：高度扩张的不规则 IPCL，直径约为 B2 型血管的 3 倍以上，提示病变浸润深度达 SM2 或以上。同时判断 B 型血管围成的 AVA 区域大小：小 AVA，AVA 直径 ≤0.5mm，提示病变浸润深度为 M1~M2；中 AVA，0.5mm ~ 3mm，提示病变浸润深度为 M3~SM1；大 AVA，AVA 直径 ≥3mm，提示病变浸润深度达 SM2。

第六节　食管静脉曲张

食管胃底静脉曲张可发生于引起门静脉高压的任何一种疾病，是消化道出血的主要原因之一，其最常见的病因为各种原因所致的肝硬化。门静脉高压时，门静脉系统血流受阻和（或）血流量增加，门静脉及其属支血管内静力压升高并伴侧支循环形成。胃镜检查是主要检查方法，目前推荐采用胃镜检查确定患者是否存在静脉曲张，并评估曲张静脉破裂出血的危险性。尤其是伴有急性曲张静脉破裂出血时。此时胃镜不仅能快速明确出血部位，而且同时能进行内镜下治疗，达到止血挽救生命的目的。我国采用的分型方法为 LDRf 分型。LDRf 分型是具体描述静脉曲张在消化管道内所在位置（location，L）、直径（diameter，D）与危险因素（risk factor，Rf）的分型记录方法，统一表示方法为：$L_xD_{0,3-5}Rf_{0,1,2}$。

内镜治疗的目的是控制肝硬化急性食管静脉曲张出血及尽可能使静脉曲张消失或减轻，以防止再次出血。内镜治疗包括内镜下曲张静脉套扎术（endoscopic variceal ligation，EVL）、内镜下硬化剂注射治疗（endoscopic injection sclerotherapy，EIS）及钳夹法或组织胶注射治疗胃静脉曲张。

治疗方法：

1. 内镜下硬化剂注射治疗

病例 1-6-1

患者男性，65 岁，主因发现肝硬化 10 年，呕血 6 小时就诊，胃镜检查发现食管静脉曲张,距门齿 37cm 处自 3 点可见白色血栓。

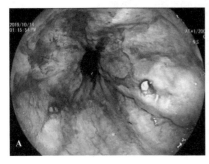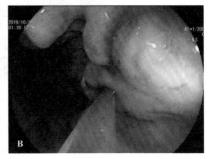

A 胃镜检查发现食管静脉曲张,曲张静脉表面可见白色血栓　B 予以血管内注射聚桂醇注射液

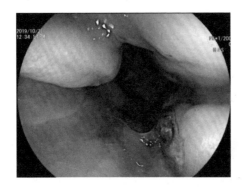

C 注射 1 周后复查

病例 1-6-2

患者女性,55 岁,主因呕血 12 小时就诊,胃镜检查期间呕吐后出血食管静脉曲张破裂,喷射性出血。

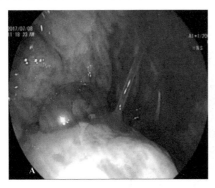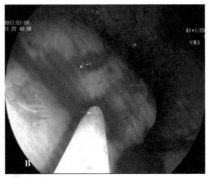

A 胃镜检查发现食管静脉曲张,曲张静脉表面可见喷射性出血　B 予以血管内注射聚桂醇注射液

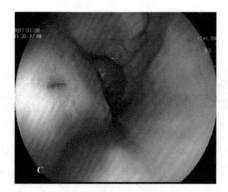

C 注射后出血停止

2. 内镜下曲张静脉套扎术

病例 1-6-3

患者男性,50 岁,主因发现肝硬化 20 年,腹胀 2 个月就诊,胃镜检查见食管静脉曲张。

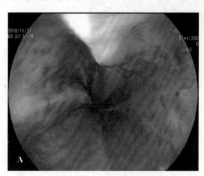

A 胃镜检查发现食管静脉曲张

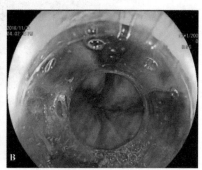

B 内镜前端安装好套扎器

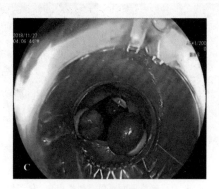

C 套扎后内镜图像

第七节　上消化道异物

上消化道异物是指在上消化道内不能被消化且未及时排出而滞留的各种物体。70% ~ 75%上消化道异物滞留于食管，以食管入口处最多见，其次为胃、十二指肠。异物种类较多，儿童常见硬币、纽扣等，老年人则以食物多见，如枣核、食团等。

发现食管异物后应立即就医，切忌强行吞咽食物，以免加重局部损伤。接诊后根据病史及临床表现提示异物位于咽部、食管入口上方者，先行额镜、喉镜检查，发现异物后尝试取出；额镜、喉镜检查结果阴性者尚无法排除诊断，则需影像学检查，X射线平片可确定金属异物部位、大小、形状、数量，发现潜在的梗阻和穿孔等并发症，但食物团块、木屑、塑料、玻璃、细金属异物等表现为阴性。吞服棉花、钡剂可以提高检出率，但是棉花、钡剂包裹异物，影响内镜视野，延误内镜治疗时机，甚至有误吸风险，故不建议使用，必要时可口服非离子型造影剂。CT扫描诊断敏感度为70% ~ 100%，特异度为70% ~ 94%，可以发现X射线平片未能发现的异物，并判断是否有相关并发症。对于可疑伴发穿孔、腹膜炎、脓肿、瘘等增强CT的诊断价值更高。

上消化道异物处理方式：自然排出、内镜处理、外科手术。内镜处理优势：创伤小、并发症少、恢复快、费用低，兼具诊断与治疗的双重价值。耐受内镜操作且无并发症的普通上消化道异物均适合内镜处理。口咽部、食管入口上方的异物，应首先用喉镜试取，失败者再行胃镜或硬质食管镜。食管中上段异物可在胃镜或硬质食管镜下处理。虽然某些胃内或十二指肠内异物可等待其自然排出，但存在排出失败、长期滞留于体内而造成并发症的风险，临床实践中，可酌情安排内镜干预，尝试取出。

在操作前，要根据异物种类选择适合的器械。通常硬币、纽扣等圆钝的异物选择异物钳，食团、球形异物等选用网篮，尖锐的异物取出前，需要在胃镜头端安装透明帽等保护黏膜，防止继发性损伤。

病例1-7-1

患者女性，24岁，误吞纽扣3小时就诊，胃镜下予以两抓钳取出。

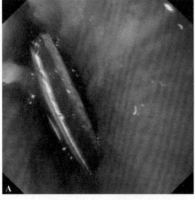

A 食管上段发现纽扣一枚

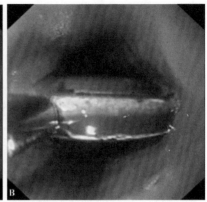

B 胃镜下予以两瓜钳抓取纽扣并取出

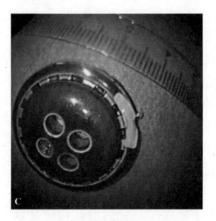

C 体外所见纽扣

病例 1-7-2

患者男性,6 岁,误吞硬币 4 小时就诊,胃镜下予以异物钳取出。

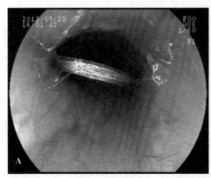

A 食管上段发现硬币一枚

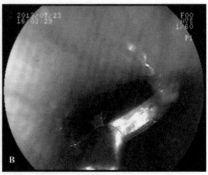

B 予以两抓钳抓取硬币后取出

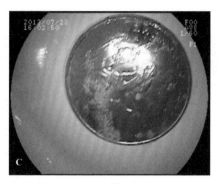

C 取出的硬币

病例 1-7-3

患者男性,8 岁,误吞游戏币 6 小时就诊,内镜下予以异物钳夹持不紧,改用双钳道内镜,异物钳与两抓钳联合取出。

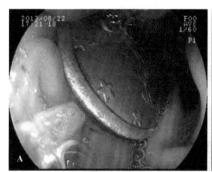

A 胃内见一圆形游戏币

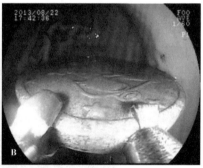

B 双钳道内镜下予以大异物钳、两抓钳协同取出

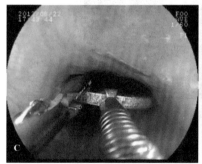

C 将异物拖至食管

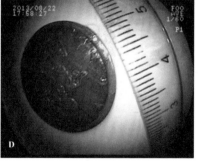

D 取出的游戏币

病例 1-7-4

患者男性,60 岁,主因食管癌术后 1 年,吞咽不畅半年,加重 1 天就

诊,胃镜发现食管异物,吻合口狭窄。

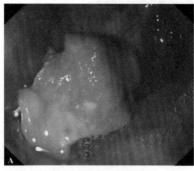
A 食管腔内发现食团

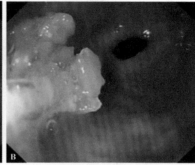
B 予以四抓钳抓取异物,暴露远端吻合

病例 1-7-5

患者女性,70 岁,主因误吞枣核 6 天,胸骨后疼痛 2 天就诊,胸部 CT 发现食管内枣核,予以胃镜前端安装透明帽保护,然后取出枣核,随后置入空肠营养管。

食管上段尖锐性异物取出时,在胃镜前端安装透明帽既可以起到保护作用,又可以为器械提供操作空间,我们形象地称之为"三级跳",即"一级跳"支撑局部食管、"二级跳"透明帽前端包裹异物、"三级跳"通过负压吸引或异物钳将异物取出。

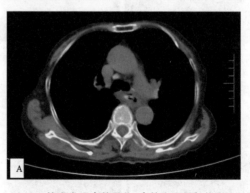
A CT 检查发现食管异物,食管旁可见气体影

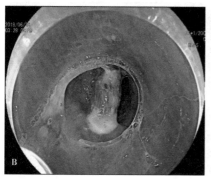

B 胃镜前端安装透明帽,可见枣核两端刺入
食管壁,局部可见脓性分泌物溢出

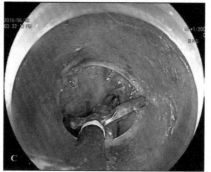

C 大异物钳夹取枣核一端

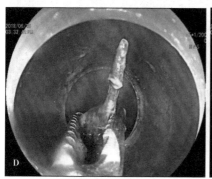

D 夹取枣核进入透明帽,防止损伤管壁

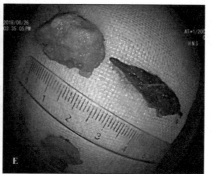

E 取出的异物

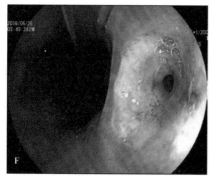

F 可见管壁损伤穿孔

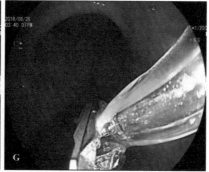

G 大异物钳协助置入营养管

病例 1-7-6

患者女性,72岁,主因误吞义齿7小时就诊,内镜下予以异物钳取出。

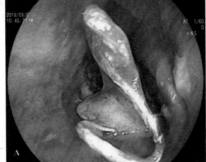
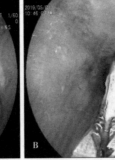

A 食管腔内可见义齿，黏膜充血糜烂　　　　　B 予以异物钳夹取义齿取出

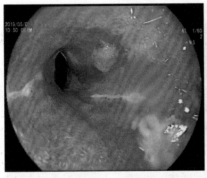
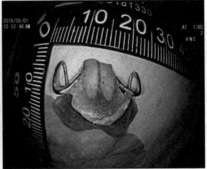

C 可见吻合口狭窄，食管黏膜糜烂　　　　　　D 取出的义齿

病例 1-7-7

患者男性，5 岁，误吞硬币 2 天就诊，胃内可见一枚硬币，予以异物钳取出。

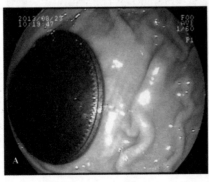
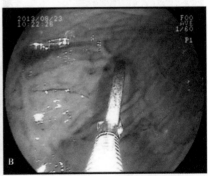

A 胃内见一枚硬币　　　　　　　　　　　　B 异物钳夹取硬币

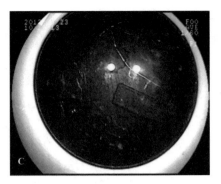

C 取出的硬币

病例 1-7-8

患者男性,35 岁,吞服异物 8 小时就诊,内镜下予以圈套器取出。

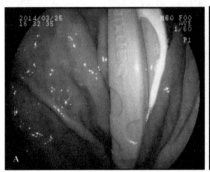

A 胃内发现牙刷柄

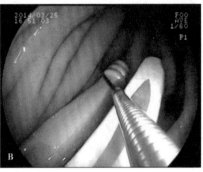

B 圈套器套取牙刷柄的一端

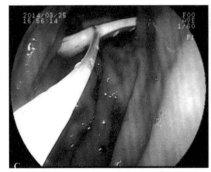

C 分次取出牙刷

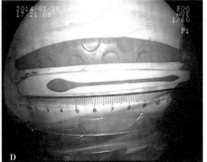

D 取出的异物

病例 1-7-9

患者男性,58 岁,主因上腹疼痛不适 3 天就诊,胃镜检查发现胃窦部枣核嵌顿,予以内镜下取出。

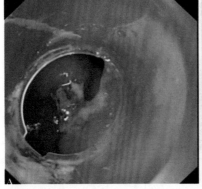

A 胃窦发现枣核刺入胃壁,局部可见脓性分泌物

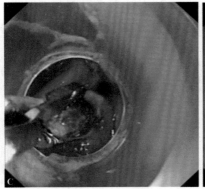

B 将枣核尖端吸入透明帽内

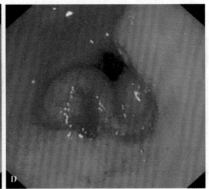

C 异物钳将枣核取出

D 局部创面渗血

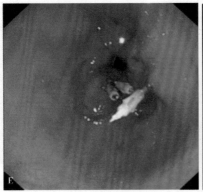

E 金属夹封闭创面

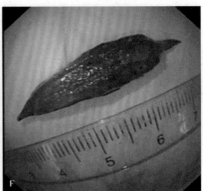

F 取出的枣核

第八节 食管黏膜下肿瘤

食管黏膜下肿瘤（submucosal tumors，SMT）是发生于食管黏膜以下组织的肿瘤的统称，多起源于间叶组织，常为良性肿瘤，以平滑肌瘤最多见，约占90%，其次有间质瘤、纤维瘤、脂肪瘤等。男女发病之比约2.6∶1，好发年龄为21～60岁。食管黏膜下肿瘤较少见，通常无特异性临床表现，肿瘤较大时可出现吞咽不适等表现。食管平滑肌瘤是最常见的黏膜下肿瘤，多位于食管下段，约占50%，中段约占40%，上段约占10%。内镜下表现为圆形或椭圆形隆起，亦有呈哑铃形或不规则形，表面黏膜光滑，触之硬，可有滑动感。超声内镜是必不可少的检查手段，可见病灶多来源于管壁第二层，也可来源于第四层，呈均匀低回声，内部回声均匀。

治疗方法：

（1）EMR。杨爱民等认为，起源于黏膜肌层的食管平滑肌瘤是内镜治疗的绝对适应证。对于来源于第二层的平滑肌瘤治疗上通常采取EMR方法即可。

病例1-8-1

患者男性，49岁，主因上腹不适2年就诊，胃镜检查发现食管距门齿24cm处有半球状隆起，表面黏膜光滑。

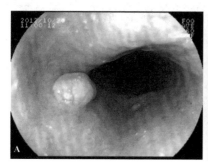 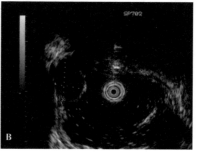

A 食管中段发现半球状隆起，表面黏膜光滑　B 超声微探头探查病灶来源于黏膜肌层，呈均匀低回声

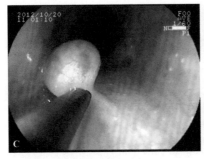

C 圈套器套取肿瘤并切除

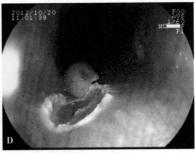

D 切除后的创面

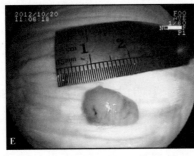

E 切除的瘤体

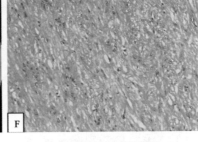

F 病理显示平滑肌瘤

（2）对于来源于黏膜肌层的黏膜下肿瘤也可采用APC"灭顶"的方法。

病例1-8-2

患者女性,77岁,主因上腹部不适1年就诊,胃镜检查发现食管距门齿23cm处见一广基隆起,表面黏膜光滑。

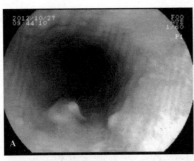

A 食管可见广基隆起,表面黏膜光滑

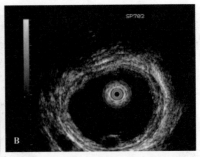

B 超声微探头探查病灶来源于黏膜肌层,呈均匀低回声

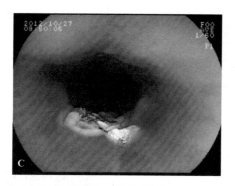

C 予以 APC 治疗后创面

（3）若病灶来源于第四层则需要采取内镜经黏膜下隧道肿瘤切除术（submucosal tunneling endoscopic resection，STER）。隧道内镜技术是通过建立黏膜下隧道并切除肿瘤，使肿瘤切除部位黏膜层保持完整，而在肿瘤上方的隧道入口关闭创面，既能保证术后恢复消化道的完整性，避免出现术后消化道瘘和继发感染，又减少了手术的时间。与外科手术相比，STER 具有创伤小、安全性高、住院时间短及费用低等优点。

病例 1-8-3

患者男性，55 岁，主因吞咽不适 1 年就诊，胃镜检查发现食管距门齿 30cm 处有两枚广基隆起，表面黏膜光滑。

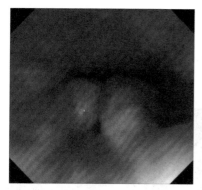

A 食管可见哑铃状隆起，表面黏膜光滑

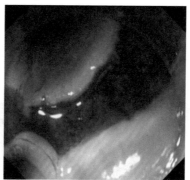

B 在肿物口侧建立隧道入口

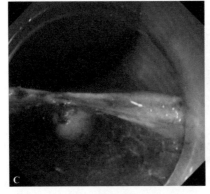

C 暴露肿瘤

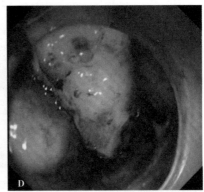

D 剥离肿瘤

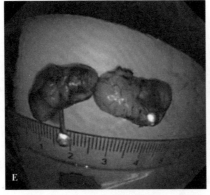

E 体外观察肿瘤完整

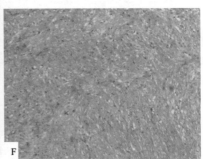

F 病理显示平滑肌瘤

病例 1-8-4

患者男性,65 岁,主因吞咽不适 1 年就诊,胃镜检查发现距门齿 29cm 处于广基隆起,表面黏膜光滑。

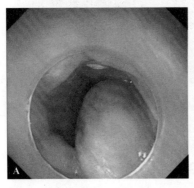

A 食管可见广基隆起,表面黏膜光滑

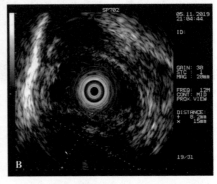

B 超声内镜显示病灶来源于第四层,低回声改变

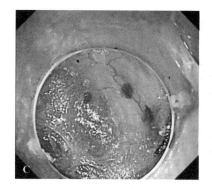

C 建立黏膜下层隧道

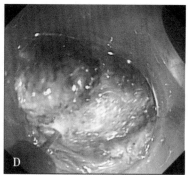

D 剥离肿瘤

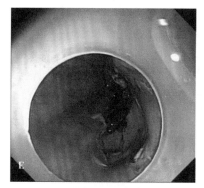

E 剥离肿瘤后的隧道入口

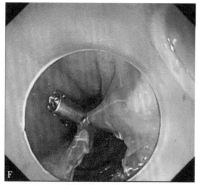

F 逐步用金属夹夹闭隧道入口

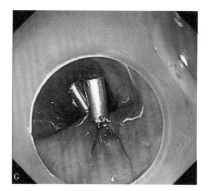

G 缝合后的隧道口

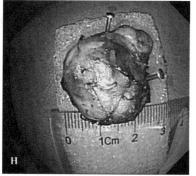

H 体外观察,肿瘤完整

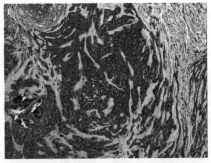

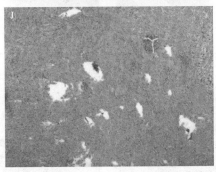

I、J 病理图片(食管):结合形态学及免疫组化结果,符合神经鞘瘤。免疫组化结果:CD117(－),CK(－),S-100(＋),CD34(血管＋),Desmin(－),Vimentin(＋),PHH3(－),DOG1(－),Ki67(＋10%),SMA(－)。

第九节　食管术后良性吻合口狭窄

　　良性吻合口狭窄是食管癌术后的常见并发症之一,可导致患者出现吞咽困难,局部异物阻塞,对患者身心恢复均可造成严重影响,使生活质量下降,甚至引起贫血、恶病质等并发症。目前多采用 Stooler 分级,评估病情:Ⅰ级可进软食,Ⅱ级可食用半流质食物,Ⅲ级只能食用流质食物,Ⅳ级完全不能进食,吞咽唾液困难。

　　治疗:一般采用在胃镜引导下使用 Savary-Gilliard 扩张器进行内镜下探条扩张术。此外也可采用球囊扩张术或支架置入术、高频电刀切开术。因 Savary-Gilliard 扩张器经济实用,性价比高,在临床使用广泛。

　　使用 Savary-Gilliard 扩张器进行内镜下扩张术前,需要常规胃镜观察患者狭窄部位、狭窄程度,局部有无复发等情况,结合临床症状进行

Stooler 分级,选择合适的探条扩张,同时记录每次扩张后出现的并发症及复发情况。

病例 1-9-1

患者男性,65 岁,主因食管癌术后 3 个月,吞咽困难 1 个月就诊,胃镜检查发现吻合口狭窄。

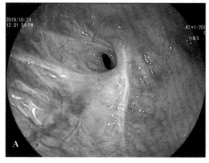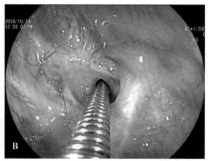

A 吻合口瘢痕形成,明显狭窄,黏膜光滑　　B 经胃镜直视置入金属导丝

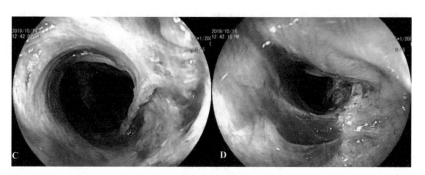

C、D 扩张后创面,可见黏膜撕裂,局部少量出血,吻合口狭窄改善

第十节　食管早癌 ESD 术后狭窄

随着食管早癌与癌前病变发现率不断提高,内镜治疗量逐渐增多,内镜治疗技术日臻完善,内镜下治疗范围也逐渐扩大,随之而来 ESD 术后狭窄成为我们需要面对的难题。研究显示超过 2/3 环周的病例有发生狭窄的可能,针对术后狭窄治疗方法较多,可早期口服糖皮质激素预防狭窄,同时内镜下治疗也发挥重要作用,可采用胃镜引导下使用 Savary-Gilliard 扩张器进行内镜下探条扩张术、支架置入术,近年来出

现食管自扩张球囊扩张术、食管植皮术等治疗,均取得良好效果。

病例 1-10-1

患者男性,66 岁,主因胸骨后不适 6 个月就诊,胃镜检查发现食管距门齿 23 ~ 30cm 处创面环周糜烂。

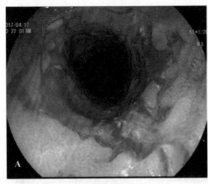
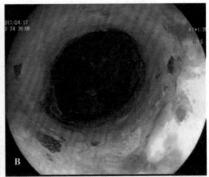

A 食管环周糜烂　　　　　　　B　Lugol's 液染色局部拒染,粉红色征(+)

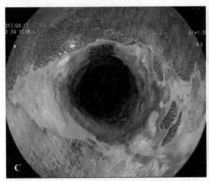
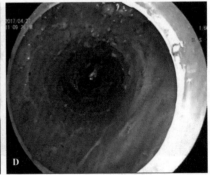

C 病灶边缘清楚　　　　　　　D 环周 ESD 术后创面

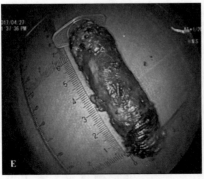
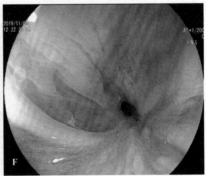

E 行 ESD 术后的标本　　　　　F 术后复查见食管狭窄

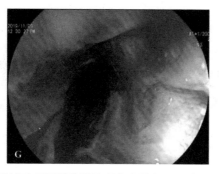

G 扩张后创面,可见黏膜撕裂,局部少量出血,吻合口狭窄改善

病例 1-10-2

患者女性,62 岁,主因胸骨后不适 3 个月就诊,胃镜检查发现食管距门齿 25 ～ 30cm 处有环周糜烂。

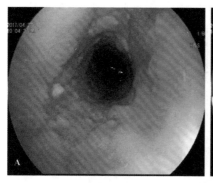

A 食管环周糜烂

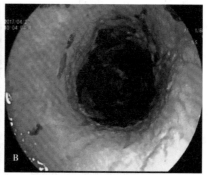

B Lugol's 液染色局部拒染

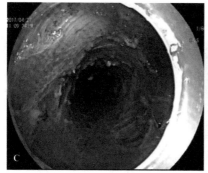

C 环周 ESD 术后创面

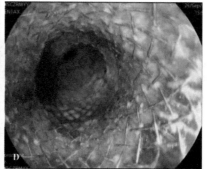

D 行 ESD 术后放置食管覆膜支架 5 个月后复查,下缘通畅

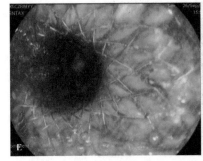

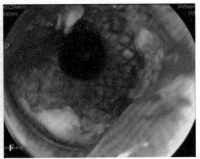

E 行 ESD 术后放置食管覆膜支架 5 个月复查　　F 行 ESD 术后放置食管覆膜支架个 5 个月
复查,见上缘黏膜注射

病例 1-10-3

患者女性,66 岁,主因进食不畅感 3 个月就诊,胃镜检查发现食管距门齿 26 ~ 33cm 处有环周糜烂予以 ESD,术后行自扩张球囊治疗。

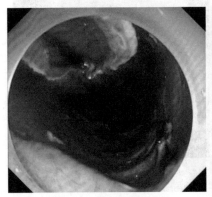

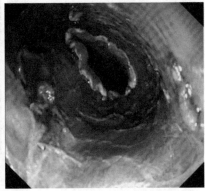

A 予以环周 ESD 治疗　　　　　　　　B 环周 ESD 术后创面

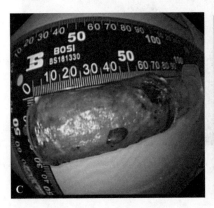

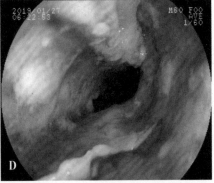

C 体外复原标本　　　　　　　　D 放置自扩张球囊 1 月复查

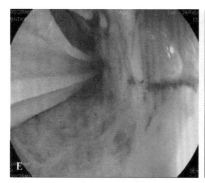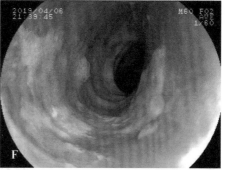

E 放置自扩张球囊 2 个月复查球囊 　　　　　F 放置自扩张球囊 4 个月后取出扩张

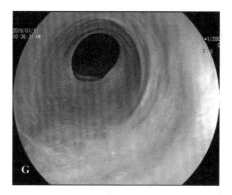

G 术后 7 个月复查,黏膜愈合,无狭窄

病例 1-10-4

　　患者男性,67 岁,主因上腹部不适 7 个月就诊,胃镜检查发现食管距门齿 32 ~ 39cm 处有环周糜烂,行 ESD+ 植皮术,并放置覆膜支架。

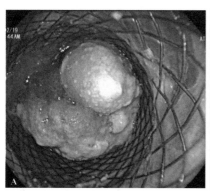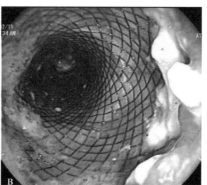

A 食管环周早癌 ESD 术后放置食管覆膜支架,远端组织增生 B 食管支架近端组织增生,管腔通畅

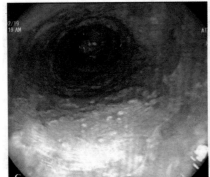 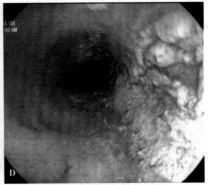

C 取出支架后可见植皮组织生长良好,管腔无狭窄　D 取出支架后可见植皮组织生长良好,管腔无狭窄

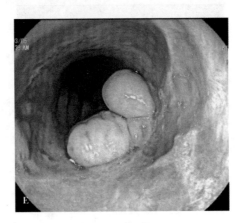

E 远端组织增生

第十一节　食管美丽筒线虫

　　食管美丽筒线虫是临床上较少见的疾病。美丽筒线虫(*Gongylonema pulchrum* Molin,1857)属于线虫纲(Nematoda),尾感器亚纲(Phasmidia),旋尾目(Spirurida),吸吮科(Thelaziidae),筒线属(*Gongylonema*)。该虫属于组织内寄生虫,分布在世界各地,主要寄生于哺乳动物和反刍动物的食道、口腔内,偶尔寄生于人体。自然感染终宿主有水牛、黄牛、印度羊、山羊、绵羊、马、驴、骡、骆驼、鹿、猴、熊、家猪、豪猪等。在人体寄居成虫一般不产卵。寄生虫体数量可为 1 条至数

十条不等,寄生时间一般为 1.5 年,亦可达 5 年。实验证明,在吞食感染性囊状体后,幼虫移行至消化道黏膜内,经第 2 次和第 4 次脱皮之后,约经 2 个月发育到性成熟时期。人感染是因为食甲虫和蜚蠊,喝生水,特别是生水窖水和吃不洁的生菜等。人感染美丽筒线虫病例首次由 Pane 于 1854 年在意大利发现,之后在美国、苏联、保加利亚、新西兰、斯里兰卡、摩洛哥、锡兰等地均陆续有报道,我国从 1955 年在河南发现第一例后,相继在多地发现。

患者可出现轻重不一的症状:轻者仅有局部刺激症状,如口腔内有异物蠕动感、发痒、肿胀、轻微疼痛、黏膜粗糙、唾液增多等。重者舌颊麻木僵硬、活动不便,影响说话,声音嘶哑或吞咽困难等。

在人口腔内寄生部位依次为上下唇、颊部、舌部、硬软腭、齿龈、扁桃体附近等。虫体可在黏膜及黏膜下层自由移动,寄生部位出现小疱和白色的线状隆起。轻者口腔内有虫样蠕动感、异物感或发痒,也可有麻木感、肿胀、疼痛、黏膜粗糙、唾液增多等,重者舌颊麻木僵硬、活动不便,影响说话,声音嘶哑或吞咽困难等。若寄生在食道黏膜下,可造成反酸、食道烧灼感、黏膜浅表溃疡,引起偶尔吐血。部分患者亦可出现神经过敏、精神不安、失眠及噩梦等精神神经症状。虫体一旦被取出后,症状很快消失。患者组织和血液嗜酸性粒细胞增多,甚至可高达 20%。

本病的治疗方法是挑破寄生部位黏膜取出虫体。可试用哌嗪类药物及磷酸左旋咪唑内服,此病预防应着重于治疗,避免摄食中间宿主。

病例 1-11-1

患者女性,45 岁,主因胸骨后不适 3 个月就诊,胃镜检查发现食管黏膜下波浪状虫体。

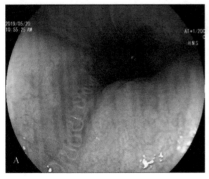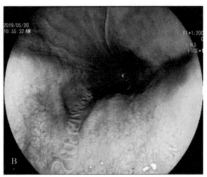

A 食管黏膜下可见白色线形波浪状迂曲虫体　　B 采用 FICE 模式观察

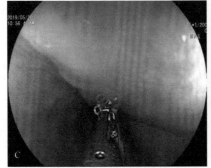

C 活检钳从口侧端钳除虫体

D 体外可见白色线虫

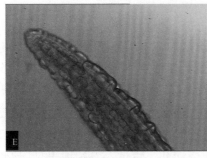

E 相差视野,头节花及缘状表皮突

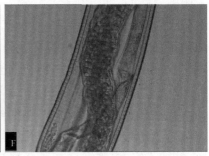

F 相差视野,食道及被吞血细胞

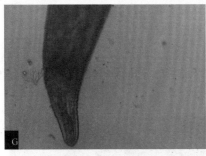

G 相差视野,向腹微弯钝锥形尾节,
左中上阴、肛门 右中上锯齿横纹体表

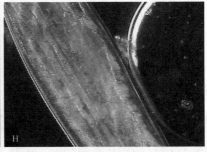

H 暗视野,体尾节腔肠及内容物

病例 1-11-2

患者男性,48 岁,主因上腹部不适 6 个月就诊,胃镜发现食管黏膜下迂曲虫体。

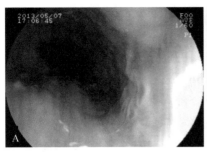

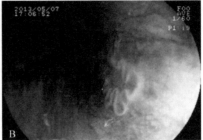

A 食管黏膜下可见白色线形波浪状迂曲虫体　　　　　　B 采用 FICE 模式观察

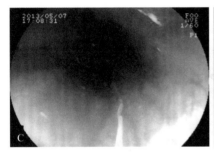

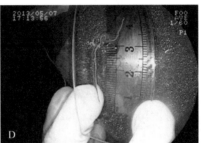

C 活检钳将虫体钳出　　　　　　　　　　　D 体外可见白色线虫

参考文献

[1] 中国早期食管癌筛查及内镜诊治专家共识意见（2014 年，北京）[J]. 中华消化内镜杂志，2015，32（4）：205-224.

[2] 王韶峰，散红霞，胡海波，等 . 多环黏膜套扎切除术治疗早期食管癌及癌前病变的疗效观察 [J]. 中华消化内镜杂志，2013，12（30）：699-700.

[3] 马丹，杨帆，廖专，等 . 中国早期食管癌筛查及内镜诊治专家共识意见（2014 年，北京）[J]. 中国实用内科杂志，2015，35（4）：320-337.

[4] Oyama T, Inoue H, Arima M, et al.Prediction of the invasion depth of superficial squamous cell carcinoma based on microvessel morphology：magnifying endoscopic classification of the Japan Esophageal Society[J]. Esophagus，2017，14（2）：105-112.

[5] Inoue H, Kaga M, Ikeda H, et al.Magnification endoscopy in esophageal squamous cell carcinoma：a review of the intrapapillary

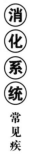

capillary loop classification[J].Ann Gastroenterol,2015,28（1）：41-48.

[6] Santi EGR, Inoue H, Ikeda H, et al.Microvascular caliber changes in intramucosal and submucosally invasive esophageal cancer[J].Endoscopy,2013,45（7）：585-588.

[7] 李兆申，王贵齐.中国早期食管癌筛查及内镜诊治专家共识意见（2014年,北京）[J].中国实用内科杂志，2015（4）：220-240.

[8] 王韶峰.消化系统癌前疾病与癌前病变[M].山西科学技术出版社,2011：126-130.

[9] 佚名.中国上消化道异物内镜处理专家共识意见（2015年,上海）[J].中华消化内镜杂志,2016（1）：19-28.

[10] 王利利，龚巍，冯永，等.食管异物严重并发症临床分析[J]中华耳鼻喉头颈外科杂志,2015,50（6）：507-510.

[11] Hong K H, Kim Y J, et al.Risk factors for complications associated with upper gastrointestinal foreignbodies[J].World J Gastroenterol,2015,21（26）：8125-8131.

[12] Nadir A, Sahin E, Nadir I, et al, Esophageal foreign bodies：177 cases[J].Dis Esophagus,2011,24（1）：6-9.

[13] Hwang J H, Shergill A K, Acosta R D, et al. The role of endoscopy in the managemen of variceal hemorrhage [J].Gastrointest Endosc,2014,80（2）：221-227.

[14] 中华医学会消化内镜学分会.肝硬化门静脉高压食管胃静脉曲张出血的防治指南[J].中华内科杂志,2016,1（55）：57-72.

[15] 孔德润，许建明.食管胃静脉曲张内镜治疗方法的选择与应用[J].中华胃肠内镜电子杂志,2016,3（4）：171-176.

[16] 于中麟，金瑞.消化道内镜诊疗学图谱[M].济南：山东科学技术出版社,1999：19.

[17] Rees C J, Belafsky P C.Giant fibrovascular polyp of the esophagus[J].EarNose Throat J,2007,86（10）：606.

[18] 许国铭，李兆申.上消化道内镜学[M].上海：上海科学技术出版社,2003：278-279.

[19] 杜国莲，唐学清，朱本贵.食管乳头状瘤研究分析[J].中国内镜杂志,2005,11（2）：116-118.

[20] Mosca S，Manes G，Monaco R，et al.Squamous papilloma of the esophagus：long-term follow up [J].J Gastroenterol Hepatol，2001，16（8）：856-861.

[21] 李兆申，令狐恩强.中国食管鳞癌癌前状态及癌前病变诊治策略专家共识 [J].中华消化内镜杂志，2020，37（12）：853-867.

[22] Lew R J，Kochman M L. A review of endoscopic methods of esophagesl dilation[J].J Clin Gastroenterol，2002，35（2）：117-126.

[23] Lee T H，Lee S H，Park J K，et al.Primary incisional therapy with a modified method for patients with benign anastomotic esophageal stricture[J].Gastrointest Endose，2009，69（6）：1029-1033.

[24] Simmons D T，Baron T H. Electroincision of refractory esophagogastric anastomotic strictures[J].Dis Esophagus，2006，19（5）：410-414.

[25] 杨爱民，陆星华，钱家鸣，等.内镜超声指导食管黏膜下肿瘤的黏膜切除术 [J].中华消化内镜杂志，2007，24（2）：90-92.

[26] 令狐恩强，张永潮.利用隧道技术进行食管固有肌层切除的实验研究 [J].中华腔镜外科杂志，2011，4（5）：54-55.

[27] 郭智慧，龚伟，彭阳，等.经口内镜黏膜下隧道肿瘤切除术切除食管固有肌层平滑肌瘤 [J].南方医科大学学报，2011，31（12）：2082-2084.

[28] 张震，张轶群，陈巍峰，等.内镜下放射状切开治疗食管吻合口良性狭窄的临床初探 [J].中华消化内镜杂志，2016，4（33）：208-210.

[29] 中华医学会消化病学分会.Barrett 食管诊治共识（2011 修订版，重庆）[J].中华消化内镜杂志，2011，28（8）：421-422.

[30] 中华医学会消化内镜学分会.中国早期食管癌筛查及内镜诊治专家共识意见（2014 年，北京）[J].中华消化内镜杂志，2016，35（1）：3-18.

[31] 闫彩文，刘晖，王韶峰，食管美丽筒线虫病四例 [J].中华消化内镜杂志，2015，32（8）：528.

[32] 张晓峰.人体口腔寄生美丽筒线虫一例 [J].山西医杂，2006，35（10）：882.

第二章 贲门疾病内镜下治疗

第一节 贲门失弛缓症

贲门失弛缓症（achalasia of cardia）又称食管失弛缓症（esophageal achalasia），是一种原因不明的以食管括约肌松弛障碍和食管体部无蠕动为主要特征的原发性食管动力紊乱疾病，也称为巨食管症或贲门痉挛。发病机制有先天性、肌源性及神经源性三种学说。以食管蠕动缺失、食管下括约肌高压对吞咽动作的松弛反应障碍为特征。临床表现根据病程长短的不同阶段轻重程度有所不同，吞咽困难是最早和最多见的症状，随着病情发展可出现胸骨后、剑突下疼痛，有时酷似心绞痛，约50%～90%患者可出现反胃及呕吐，后期可出现体重减轻、贫血。

治疗方法：包括药物治疗与内镜治疗。常用药物有硝酸酯类和钙离子拮抗剂，短期有效率可达50%～70%，但长期疗效差，因此，药物治疗仅用于临时缓解吞咽困难或用于术前准备。内镜下治疗包括食管下段肉毒毒素注射治疗、扩张治疗、支架治疗与经口内镜下肌切开术（POEM）。胃镜引导下使用Savary-Gilliard扩张器进行内镜下探条扩张术治疗贲门失弛缓症。探条直径最粗1.5cm，扩张后环形肌无明显撕裂，症状会发生反跳。

病例2-1-1

患者男性，44岁，主因吞咽困难10年就诊，胃镜检查见贲门狭窄。上消化道造影考虑贲门失弛缓症。

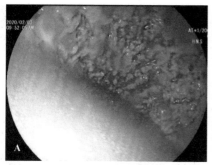

A 食管下段扩张食物滞留

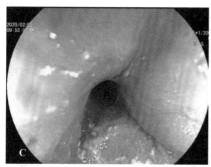

C 贲门狭窄

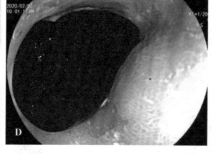

B 贲门扩张后食管腔内食物排入胃

D 扩张后的贲门,管径较前扩张

病例 2-1-2

患者男性,28 岁 ,主因吞咽困难 9 年就诊,术前诊断贲门失弛缓症。

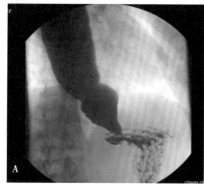

A 上消化道造影显示食管腔扩张,贲门
狭窄,呈鸟嘴样

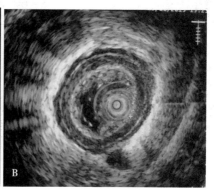

B 超声内镜显示肌层明显增厚

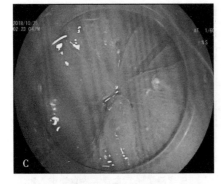

C 食管下段管腔狭窄

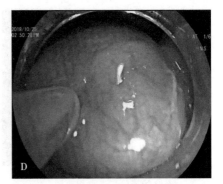

D 黏膜下注射

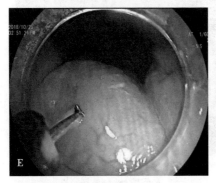

E 切开黏膜层

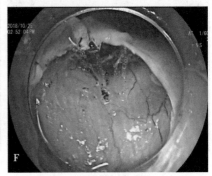

F 切开黏膜层，暴露黏膜下层

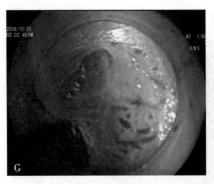

G 建立黏膜下隧道

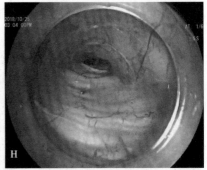

H 暴露环形肌

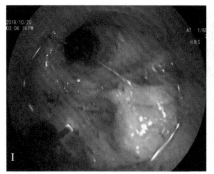

I 切断环形肌

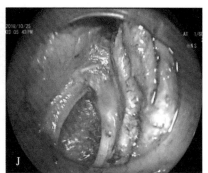

J 切断环形肌

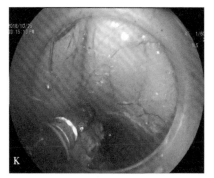

K 电活检钳电凝隧道内血管

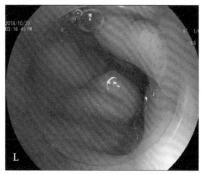

L 切断环形肌后,贲门扩张,胃镜通过顺利

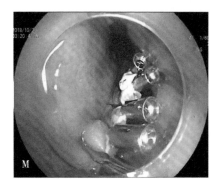

M 金属夹封闭隧道口

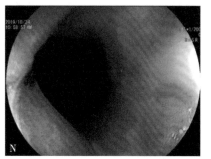

N 术后 12 个月复查,贲门开放良好

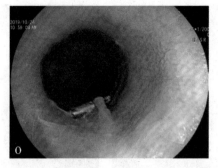

○ 术后 12 个月复查见隧道口金属夹

第二节　胃食管反流病

胃食管反流病（gastroesophageal reflux disease，GERD）是指胃内容物反流入食管、咽喉部引起的症状和（或）并发症。最常见的典型症状有烧心、反流，亦可引起包括咽喉、气管等相关食管外症状，严重影响患者生活质量。

GERD 作为一种常见的、症状反复的慢性疾病，在不同国家及地区存在较大差异。我国 GERD 的患病率约为 1.9% ~ 7.0%，但发病率呈上升趋势。GERD 虽为良性疾病，但其症状及并发症可严重影响患者生活质量，给患者本人、家庭及社会都带来沉重的经济和心理负担。难治性 GERD 尚无统一定义。口服标准剂量 PPI 治疗 8 周后，食管黏膜破损仍未治愈和（或）由 GERD 引起的反流症状未充分缓解。还有专家认为每天 2 次 PPI 治疗至少 12 周，患者每周至少出现 3 次反流症状且持续 3 个月为难治性 GERD。难治性 GERD 尚无统一定义：有观点也有认为口服标准剂量 PPI 治疗 8 周后，食道黏膜破损仍未治愈和 / 或由 GERD 引起的烧心和（或）反流症状未充分缓解为难治性 GERD。通常与未充分控制的反流有关，与非反流因素（精神心理疾病、焦虑、抑郁等）也有一定相关性。

2013 年 08 月，令狐恩强教授受"食管大面积早癌内镜切除术后可导致食管狭窄"的启发，提出一种 GERD 内镜下治疗的新方法——夹子联合套扎抗反流治疗（Clip Band Ligation Anti Reflux Therapy，C-BLART）。该方法通过黏膜套扎后黏膜逐渐坏死、瘢痕修复，以达到贲门缩窄,腔内防治反流的目的。

C-BLART 术前要进行胃镜检查,评估胃食管阀瓣分级(HILL 分级),同时要进行食管精细测压检查,明确食管下段与贲门压力变化。其经典手术是安装套扎器,在贲门 6 点或 11 点套扎黏膜,在套扎环根部进行金属夹固定,对于贲门过于松弛者可选择套扎三个位点,即在 3 点、7 点、11 点处套扎。在实际操作过程中,我们发现对每个位点进行两个套扎环套扎,不用金属夹固定,也能取得相同效果,从而简化操作步骤,减少器械费用。

病例 2-2-1

患者男性,66 岁,主因反酸、烧心 20 年就诊。

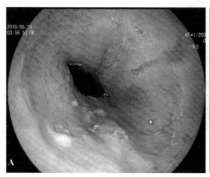
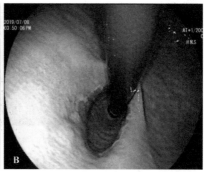

A 贲门松弛,食管下段可见条状糜烂　　　B 反转镜身观察胃食管阀瓣,呈 HILL Ⅱ级

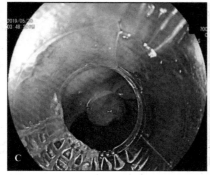
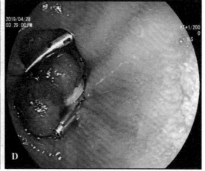

C 于贲门处套扎黏膜　　　　　　　　　D 在套扎环根部予以金属夹固定

病例 2-2-2

患者女性,56 岁,主因反酸 8 年就诊,予以套扎器双环套扎。

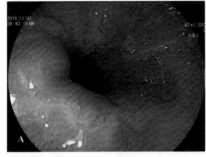

A 贲门松弛

B 反转镜身观察胃食管阀瓣，呈 HILL Ⅲ 级

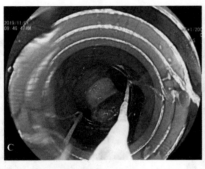

C 于贲门处套扎黏膜

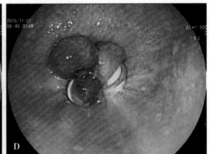

D 在贲门 3 点、7 点、11 点行双环套扎

病例 2-2-3

患者男性，64 岁，主因反酸伴胸骨后疼痛不适 3 年就诊。

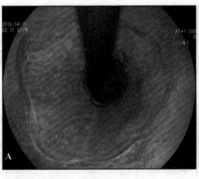

A 胃镜检查见贲门松弛

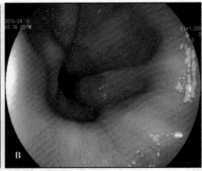

B 胃镜见贲门关闭差

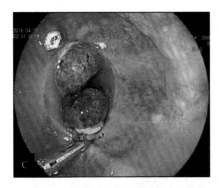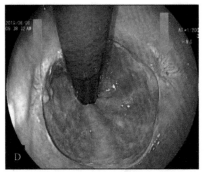

C 予以套扎器套扎并钛夹固定根部　　D 治疗 4 个月后复查见贲门仍松弛,局部瘢痕形成

此患者贲门缩窄术后症状明显缓解,但是胃镜比较发现,术前与术后贲门松弛程度变化不明显,推测可能存在反流通道,缩窄术阻断反流通道,即使贲门没有明显缩窄,但反流症状明显改善。套扎部位在 3 点处,与贲门早癌好发部位类似,故考虑反流通道与早癌通道有重叠。

第三节　贲门早癌

贲门是胃与食管的交接部位,此处癌症以腺癌为多,目前国际上多以食管胃交界部腺癌(Adenocarcinoma of Esophagogastric Junction, AEG)命名,即指病变中心位于解剖学贲门上下 5cm 范围内的腺癌,发病率呈上升趋势。其早癌主要发生于贲门嵴根部。

治疗方法:使用内镜切除术治疗此部位的早期癌及癌前病变已经被公认为是安全、有效的微创治疗方法。内镜下黏膜切除术(endoscopic mucosal resection, EMR)产生较早,操作简单、安全,风险小,能够明显提高患者术后生活质量。内镜黏膜下剥离术(endoscopic submucosal dissection, ESD)是在 EMR 基础上诞生的技术。

病例 2-3-1

患者男性,68 岁,主因上腹部疼痛 1 年就诊。

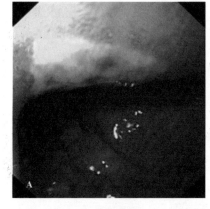

A 确定病灶

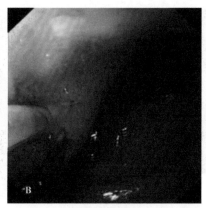

B 黏膜下注射使病灶抬起

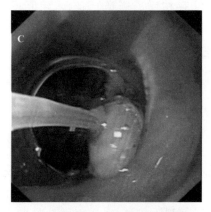

C 病灶吸入透明帽收紧圈套器

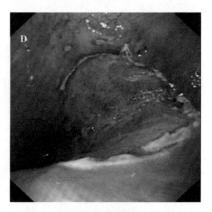

D 切除后的创面

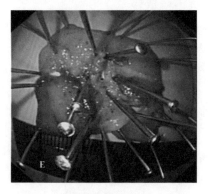

E 拼接还原病灶

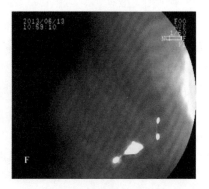

F 术后6月复查见瘢痕样改变

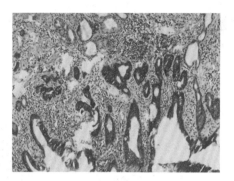

G 病理报告贲门腺体高级别上皮内瘤变

病例 2-3-2

患者男性,68 岁,主因上腹部不适半年就诊,胃镜检查发现贲门片状糜烂,术前病理显示高级别上皮内瘤变。

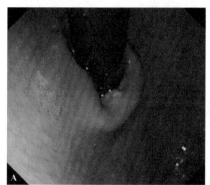

A 确定病灶

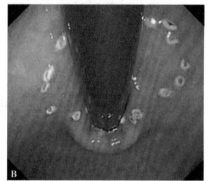

B 在病灶边缘 0.5cm 处进行标记

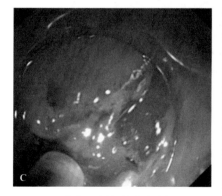

C 黏膜下注射,使病灶隆起

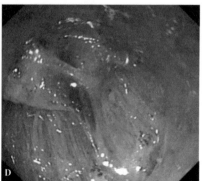

D 沿标记点外缘 0.5cm 切开黏膜

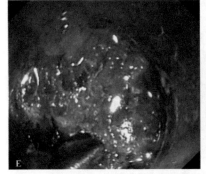

E 进行黏膜下层剥离,发现血管

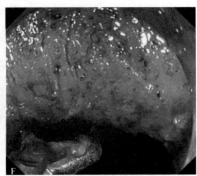

F 电活检钳电凝血管

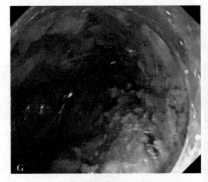

G 剥离后的创面

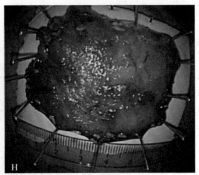

H 切除的病灶标本

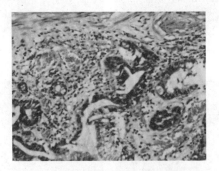

I 病理报告贲门高级别上皮内瘤变

病例 2-3-3

患者女性,65 岁,主因反酸、上腹部不适 1 年就诊,胃镜检查发现贲门后壁侧 0- Ⅱ c 型病变。

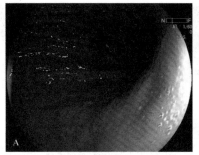

A 确定病灶

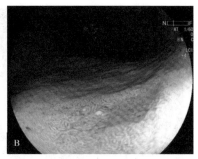

B 选用联动成像（BLI）模式观察病灶，
可见边界清楚

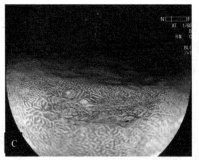

C 选用蓝激光模式观察，清晰显示边界

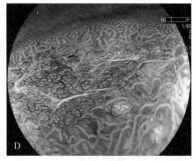

D 放大观察 MS 与 MV，微血管呈网格状

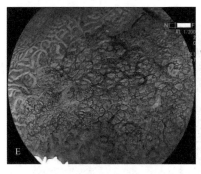

E 放大观察 MS 与 MV，白区不鲜明

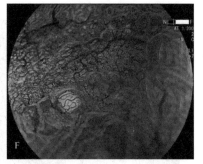

F 可见白色球状物（WGA）

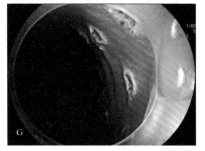

G 在病灶边缘 0.5cm 处进行标记

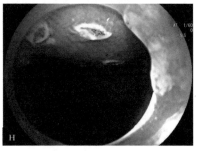

H 黏膜下注射，使病灶隆起

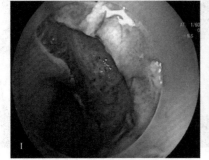

I 沿标记点外缘 0.5cm 切开黏膜

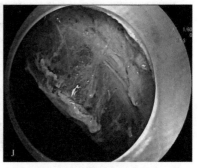

J 进行黏膜下层剥离

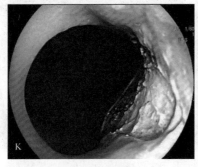

K 剥离后的创面

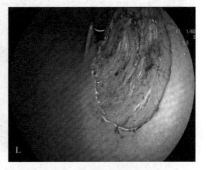

L 剥离后的创面

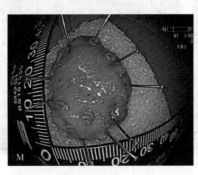

M 切除的病灶标本

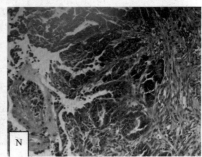

N 病理示贲门黏膜内癌,侵及黏膜肌层,无脉管浸润

参考文献

[1] 令狐恩强 . 隧道技术的创建与前景 [J]. 中华腔镜外科杂志(电子版),2011,4（5）：326-327.

[2] 周平红,姚礼庆,蔡明琰,等 . 经口内镜下肌切开术治疗贲门失弛缓症的初探 [J]. 中华消化内镜,2011,28（2）：63-66.

[3] 内镜治疗专家协作组 . 经口内镜下肌切开术治疗贲门失弛缓症专家共识 [J]. 中华胃肠外科杂志,2012,15（11）：1197-1200.

[4] 刘德良,谭玉勇,张洁,等 . 经口内镜全层肌切开术与环形肌切开术治疗重症贲门失弛缓症的临床疗效 [J]. 中华消化外科杂志,2014,13（10）：801-805.

[5] 邹小平,张斌,李雯,等 . 内镜黏膜切除术对食管胃连接部病变的治疗价值 [J]. 中华消化内镜杂志,2010,27（3）：127-130.

[6] Hirasawa K, Kokawa A, Oka H, et al.Superficial adenocarcinoma of the esophagogastric junction：long-term result of endoscopic submucosal dissection[J].Gastrointest Endose,2010,72（5）：960-966.

[7] 王贵齐,金震东,周纯武,等 . 消化道肿瘤内镜诊断学 [M].北京：人民卫生出版社,2011.3.

[8]Prasad GA, Wu TT, Wigle DA, et al.Endoscopic and surgical treatment of mucosal（T1a）esophageal adenocarcinoma inBarrett[J].sesophagus.Gastroenterology,2009,137（3）：815-823.

[9]Cho KB, Jeon WJ, Kim JJ.Worldwide experiences of endoscopic submucosal dissection：not just Eastern acrobatics[J].World J Gastroenterol,2011,17（21）：2611-2617.

第三章 胃部疾病的内镜治疗

第一节 胃息肉

胃息肉(gastric polyps)一般是指胃黏膜局限性上皮隆起性病变。随着电子胃镜检查的普及,胃息肉检出率逐年上升。按组织学分类可分为炎性息肉、增生性息肉、腺瘤性息肉、错构瘤性息肉。胃息肉形态学通常采用日本山田分类法分为四型,即山田Ⅰ型:隆起性病变的基底部平滑,与周围组织无明确分界,广基而无蒂;山田Ⅱ型:隆起与基底部呈直角,分界清楚;山田Ⅲ型:隆起性病变基底部较顶部略小,与周围黏膜分界明显,形成亚蒂;山田Ⅳ型:隆起的基底部明显小于顶部,形成明显的蒂。

胃息肉诊断主要依靠胃镜检查,病变较大时上消化道造影可发现。胃镜下表现为胃黏膜向腔内凸出的局限性隆起,注气后不能消失。胃内各部位均可发生,主要以胃窦部与胃体部多见。多为圆形,少数可呈现分叶状,一般表面色泽与胃黏膜颜色相同,但有时可出现表面充血、糜烂,甚至癌变。内镜下应常规活检。

治疗方法

1. 药物治疗

目前尚无有效药物,研究表明,Hp感染与增生性息肉的发生密切相关。日本学者Ohkusa等研究显示,在根除Hp后胃增生性息肉可以消失。

2. 内镜治疗

目前应用较广泛的方法,根据不同类型大小的息肉可采用不同的方法。

(1)单发或数量较少并且直径< 5mm可以采用活检钳直接钳除。

病例 3-1-1

患者男性,34 岁,主因上腹痛 1 年就诊,胃镜发现胃体息肉。

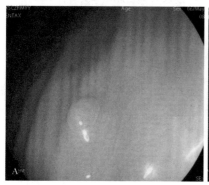

A 胃镜白光发现广基息肉

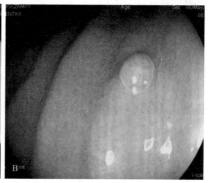

B 选用智能分光模式(FICE)观察,
可见边界清楚

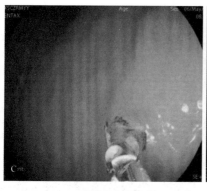

C 活检钳直接钳除

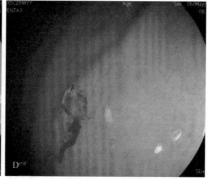

D 钳除后创面

（2）息肉直径在 6 ~ 9mm 时可采用冷切除方法,即用圈套器直接切除息肉,术中一般仅有少量出血,术后并发症少。

病例 3-1-2

患者男性,35 岁,主因上腹疼痛 3 个月就诊,胃镜发现胃体息肉。

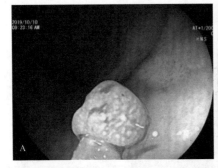

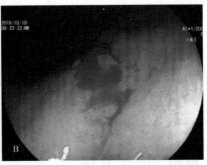

A 胃镜白光发现广基息肉,予以圈套器套扎根部并切除　　　　　B 切除后创面少量出血

（3）数量较多的小息肉可采用氩等离子凝固术（argon plasma coagulation，APC）不直接接触黏膜表面,利用氩气流对息内表面进行烧灼。

病例 3-1-3

患者女性,44 岁,主因食欲不振、腹痛 6 个月就诊。

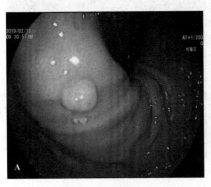

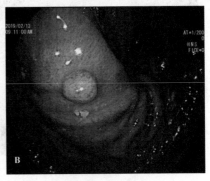

A 胃镜白光发现广基息肉　　　　　　　　　　B 智能分光模式观察息肉

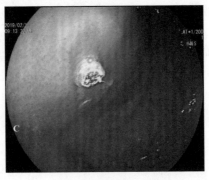

C 予以 APC 治疗后创面

（4）对于山田Ⅱ、Ⅲ、Ⅳ型息肉可采用圈套器高频电切除

病例 3-1-4

患者男性，55 岁，主因上腹部疼痛 1 年就诊。

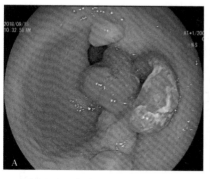

A 胃窦多发亚蒂及长蒂息肉（山田Ⅲ、Ⅳ型）

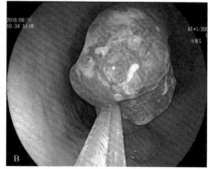

B 予以圈套器高频电切除

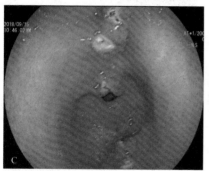

C 息肉切除后的创面

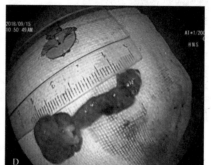

D 切除的息肉标本

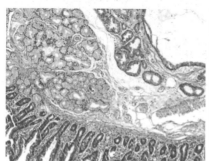

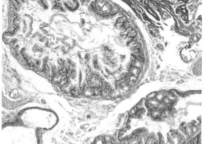

E、F 病理显示幽门腺型腺瘤

超级链接

春间·川口病

日本学者川口在第 73 届日本消化内镜学会上首次发表《胃体部白色扁平隆起的探讨》,随后春间贤等也有类似研究。在《京都胃炎分类》一书中也提到春间·川口病。其内镜下表现为大小不等的白色扁平隆起,病灶为多发,多发生于胃体上部或胃底部,隆起表面可见管状微结构,无类似胃底腺息肉的扩张血管结构。组织学上为胃底腺小凹上皮的增生性变化。临床特点女性多于男性,多数接受过 PPI 或 H_2 受体拮抗剂治疗。目前并没有特殊药物治疗方法,我科试行 APC 治疗,近期效果确切,但远期疗效仍需观察。

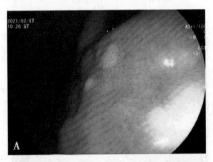

A 胃底 LCI 模式观察见灰白色隆起

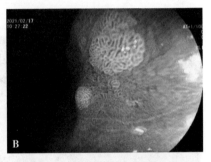

B 胃底 BLI 模式放大观察见管状微结构

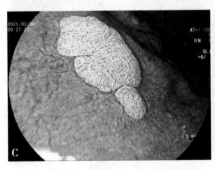

C 放大观察见管状微结构,边界清楚

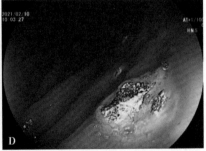

D 予以 APC 治疗后创面

第二节 胃黄色瘤

胃黄色瘤(gastric xanthoma)又称胃黄斑瘤(gastric xanthelasma)、类脂质岛(lipoid island)、网状内皮细胞瘤,是一种吞噬了类脂质的巨噬细胞局灶性聚集的瘤样增生性病变。过去认为此病是无症状、罕见胃部良性病变，但是近年研究认为，胃黄色瘤与胃恶性肿瘤有关，可能是胃癌的一个预测指标。

　　胃黄色瘤发病机制尚不明确，可能与胃黏膜慢性炎症、老化；脂质代谢异常；*H.pylor* 等因素有关。胃黄色瘤一般无临床症状，其诊断主要依靠胃镜检查与活检病理组织学检查。内镜下胃黄色瘤可发生于胃内任何部位，一般以胃窦小弯最多见，其次为胃体。内镜下表现为淡黄色微隆起斑块，圆形或多边形，边界清楚，可单发或多发，通常较小，直径在 5mm 以下。

　　治疗方法：因为胃黄色瘤自然病程尚不清楚，过去认为无须治疗，但随着近期研究增多，需要对胃黄色瘤提高警惕，密切随访。胃黄色瘤通常较小，可采用氩等离子体凝固术（APC）治疗。

病例 3-2-1

患者男性，55 岁，主因食欲缺乏 4 个月就诊。

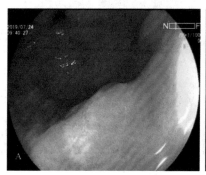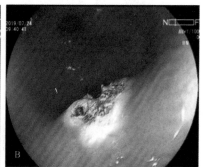

A 胃窦大弯侧见一黄色瘤　　　　　B 予以 APC 治疗后创面

第三节　胃黏膜下肿瘤

　　胃黏膜下肿瘤包含较多种类，少数为上皮性，如异位胰腺和囊肿，大多数是非上皮性的，包括良性间叶组织瘤（如间质瘤、脂肪瘤、平滑肌瘤、纤维瘤、血管瘤等）与恶性间叶组织瘤（恶性淋巴瘤、平滑肌肉瘤、平滑肌母细胞瘤）以及胃神经组织瘤（神经膜瘤、神经纤维瘤、神经瘤等）。内镜是主要的诊断与治疗方法。胃黏膜下良性肿瘤多表现为凸向腔内的隆起,表面通常光滑,边缘可见桥状皱襞,部分较大者顶端可见溃疡形成,有时可造成消化道出血。脂肪瘤表面可呈淡黄色,触之柔软。异位胰腺多数顶端呈脐样凹陷。超声内镜在黏膜下肿瘤的诊断中有重要作用,可显示病灶起源层次、内部回声性质、病灶大小、与壁外器官的关系等信息,准确率高于其他检查手段。

治疗方法:目前多主张尽早完整切除并进行病理检查。内镜下切除技术对于向胃腔内生长为主且较小(≤5cm)的胃黏膜下肿瘤是安全、有效、可行、微创的治疗技术,其并发症少、恢复快,值得临床推广。方法包括 ESD 与 EFR (Endoscopic full thickness resecton)。

病例 3-3-1

患者男性,66 岁,主因体检发现胃窦隆起就诊,超声内镜显示胃壁第四层低回声占位,予以 EFR,术后病理证实胃间质瘤。

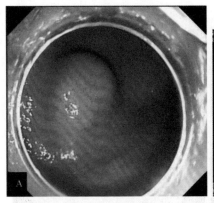
A 胃体见一广基隆起,表面光滑

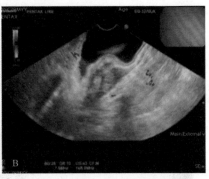
B 超声内镜见病灶来源于第四层,低回声

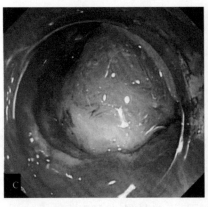
C 切开表层黏膜,暴露瘤体

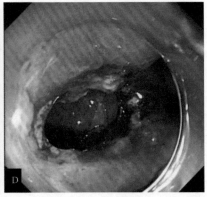
D 为完整切除瘤体,予以胃壁全层切除

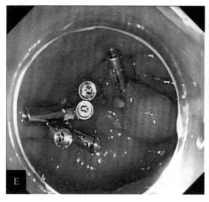

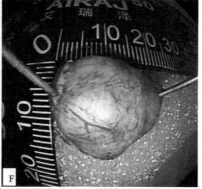

E 金属夹封闭创面　　　　　　　　　　F 切除后的肿瘤

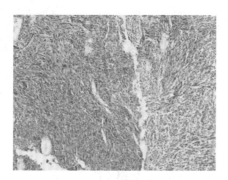

G 病理报告胃间质瘤

病例 3-3-2

　　患者女性，主因上腹隐痛不适 8 个月就诊，胃镜检查发现胃体黏膜下肿物，超声内镜显示黏膜下层高回声肿物，考虑脂肪瘤。

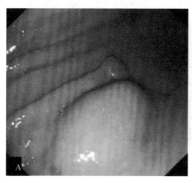

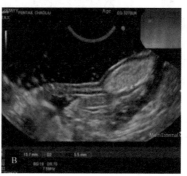

A 胃体见一广基隆起，表面黏膜光滑　　B 超声内镜可见病灶来源于黏膜下层，
　　　　　　　　　　　　　　　　　　　　呈高回声，内部回声均匀，边界清楚

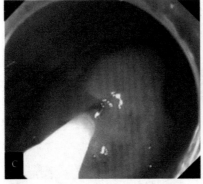

C 黏膜下注射

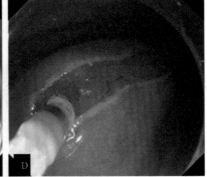

D 切开表层黏膜

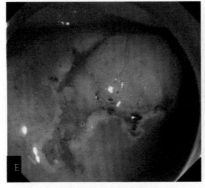

E 可见淡黄色肿瘤暴露

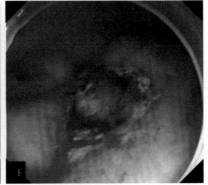

F 切除肿瘤后创面

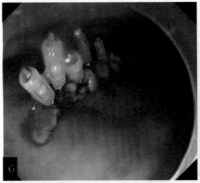

G 金属夹封闭创面

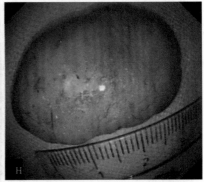

H 切除后的肿瘤,表面包膜完整

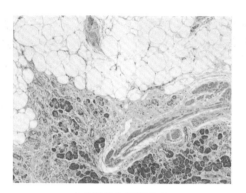

I 病理报告胃脂肪瘤

病例 3-3-3

患者男性,67 岁,主因腹痛 1 年就诊,胃镜检查发现胃窦隆起,顶端脐样凹陷,ESD 术后证实为异位胰腺。

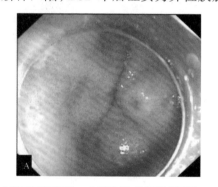

A 胃窦后壁侧见一广基隆起,表面脐样凹陷

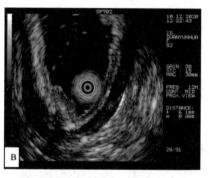

B 超声内镜可见病灶来源于黏膜下层,呈高回声,内部回声不均匀,边界不清楚

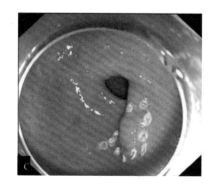

C 环病灶边缘标记

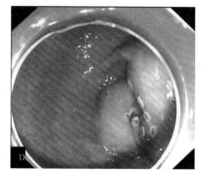

D 黏膜下注射,病灶边缘抬举良好,中央凹陷

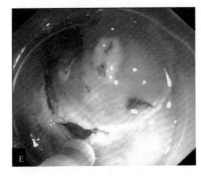

E 切开表层黏膜

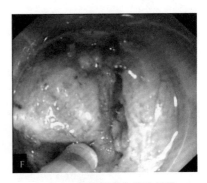

F 可见淡黄色肿瘤暴露

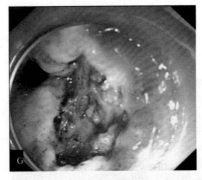

G 切除肿瘤后创面

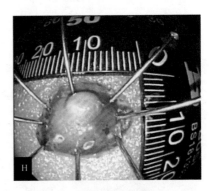

H 切除后的肿瘤

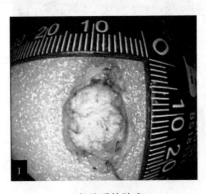

I 切除后的肿瘤

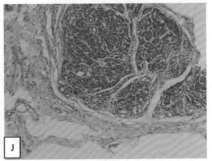

J 病理显示胰腺组织

病例 3-3-4

　　患者女性,59 岁,主因腹痛 3 个月就诊,胃镜检查发现胃体隆起,顶端充血,可见枯枝样血管。

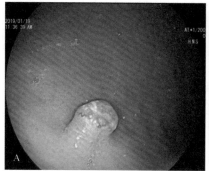

A 胃体发现柱状隆起

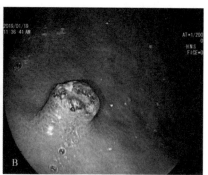

B 采用 FICE 模式观察见顶端血管枯枝样

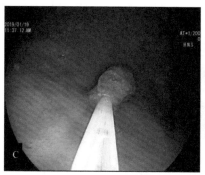

C 予以圈套器切除

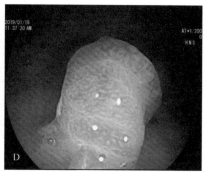

D 圈套器切除

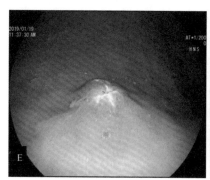

E 切除后的创面

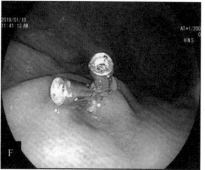

F 予以金属夹封闭创面

第三章 胃部疾病的内镜治疗

75

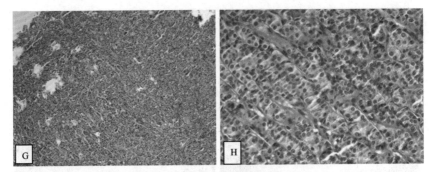

G、H：结合 HE 常规形态及免疫组化，考虑为神经内分泌肿瘤（NET，G2）。免疫组化结果：CDX-2（部分＋），CK18（＋），CK20（－），CgA（＋），Ki67（约 5%＋），Syn（＋），CD56（－）。注：该病例核分裂＜2/10HPF，但 Ki67 指数＞2%，按 WHO 消化系统神经内分泌肿瘤分级标准，核分裂数与 Ki67 分级不一致时以高者为准，故分类为（NET，G2）。

第四节　疣状胃炎

疣状胃炎（verrucous gastritis，VG）病灶多数散布于胃窦部，也可见于胃体部，有时沿着皱襞连成串珠状，单发病变少见。Kawai 按其胃镜下形态分为两型：

（1）成熟型：病变呈圆形或球形隆起，高度 2～3mm，直径 5mm 左右，表面光滑，轮廓清楚。顶部脐样凹陷小而深，或无脐样凹陷而呈息肉样，大多呈圆形。病变不易消失，隆起持续存在，又称持续型。

（2）未成熟型：隆起部形态不规则，高度较低。中央凹陷较浅而大，随隆起形状而异。糜烂面覆盖血痂或黄白色纤维性分泌物，病变周围黏膜有充血等炎症表现。病变易消失，一般不超过 3 个月，又称消失型。

治疗方法：

1. 药物治疗

目前尚无特效药物及统一方案，一般予以抑酸剂、黏膜保护剂，抗 H.pylori 感染。

2. 内镜下治疗

主要是氩等离子凝固术（APC）局部治疗。

病例 3-4-1

患者男性,76 岁,主因上腹疼痛 2 年就诊。

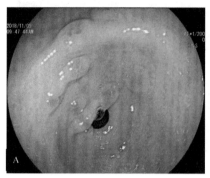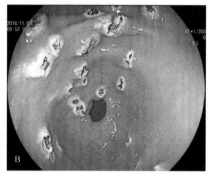

A 胃窦见多发疣状结节,顶端糜烂　　　　　　B 予以 APC 治疗后的创面

第五节　早期胃癌

早期胃癌(early gastric cancer)是指癌组织仅局限于胃黏膜层或黏膜下层,不论有无淋巴结转移。早期胃癌根据其浸润层次可细分为黏膜内癌和黏膜下癌。内镜及其活检是目前诊断胃癌的金标准。早期胃癌的白光内镜表现并不具有明显的特征,可表现为黏膜局部色泽变化(变红或变白),局部黏膜细颗粒状后小结节状粗糙不平,局部黏膜隆起或凹陷,黏膜表浅糜烂或溃疡,黏膜下血管网消失,黏膜皱襞中断或消失,黏膜组织脆、易发生出血,胃壁局部僵硬或变形等。

早期胃癌的治疗方法为内镜下切除和外科手术。内镜下切除具有创伤小、并发症少、恢复快等优点,5 年生存率可超过 90%。早期胃癌内镜下切除术主要包括内镜下黏膜切除术(EMR)和内镜黏膜下剥离术(ESD)。EMR 对整块切除的病变有大小限制,且仅能切除黏膜层病灶,而 ESD 则无大小限制,可切除 SM1 层病灶。

病例 3-5-1

患者男性,66 岁,主因上腹部不适 6 个月就诊,胃镜检查发现 O-IIa+IIc 状隆起,病理提示腺体低级别上皮内瘤变。予以 EMR-Cup 治疗。

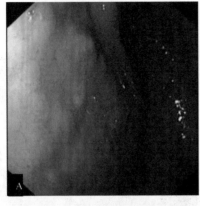
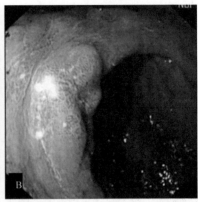

A 胃窦见一盘状隆起,表面黏膜结节状　B 吸气后可见病灶形态发生改变,表明病灶表浅

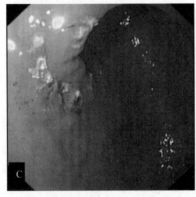
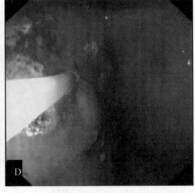

C 于病灶外缘 0.5cm 处标记　　　　　　D 黏膜下注射,病灶抬举良好

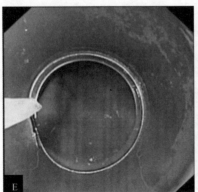
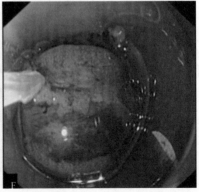

E 在透明帽顶端释放圈套器　　　　　F 吸引病灶进入透明帽并收紧圈套器

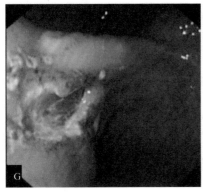

G 分片切除后的创面

H 再次切除剩余病灶

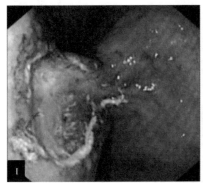

I 全部切除病灶后的创面

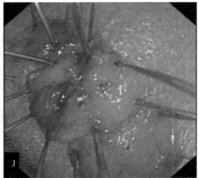

J 体外复原标本

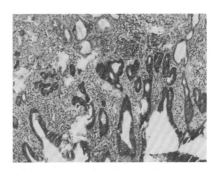

K 病理报告胃窦腺体高级别上皮内瘤变

病例 3-5-2

患者女性,70岁,主因腹痛 7 个月就诊,胃镜发现贲门 0-Ⅱc 型病变。予以 EMR-Cup 治疗。

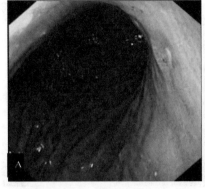

A 胃体上部后壁侧见一片状糜烂,呈 0-Ⅱc 型　　B 于病灶外缘 0.5cm 处标记后黏膜下注射

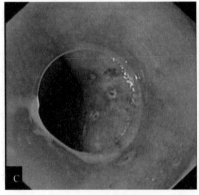

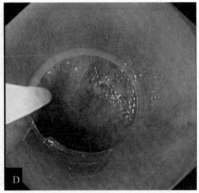

C 胃镜前端安装透明帽　　　　　　　　D 插入圈套器

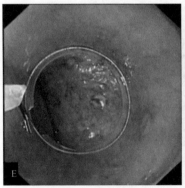

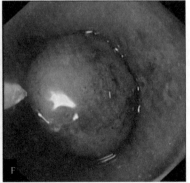

E 在透明帽前端释放圈套器　　　　　　F 吸引病灶进入透明帽并收紧圈套器

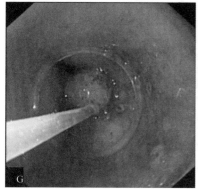

G 圈套器收紧病灶并切除

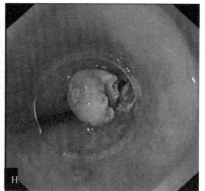

H 分片切除的病灶

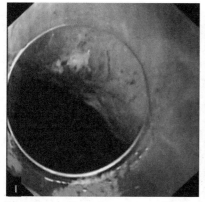

I 全部切除病灶后的创面,可见血管裸露

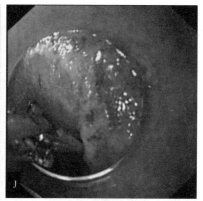

J 电活检钳电凝创面血管

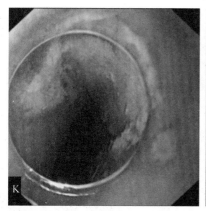

K 电凝止血后的创面

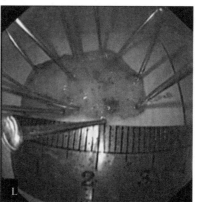

L 体外复原标本

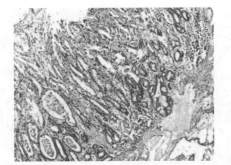

M 病理报告胃体高级别上皮内瘤变

病例 3-5-3

患者女性,66岁,主因上腹部疼痛8个月就诊,胃镜发现胃窦 0-Ⅱc病变。

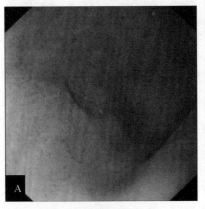

A 胃窦前壁侧见一片状糜烂,呈 0-Ⅱc 型

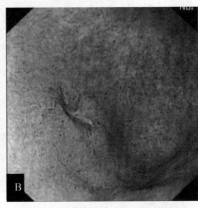

B 切换 NBI 模式,观察病灶边界清楚

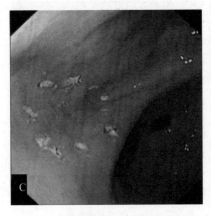

C 于病灶外缘 0.5cm 处标记

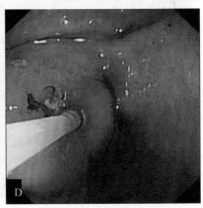

D 黏膜下注射,病灶抬举良好

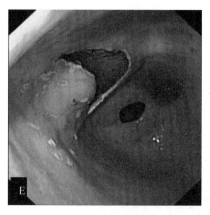

E 沿标记点外缘切开肛侧黏膜

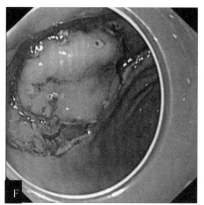

F 沿标记点外缘 0.5cm 环周切开黏膜

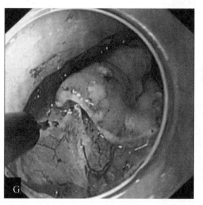

G 使用 HOOK 刀进行黏膜下层剥离

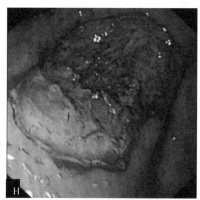

H 剥离病灶后的创面

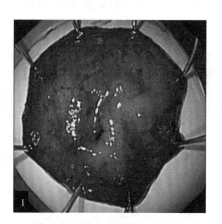

I 体外复原标本,观察标记点完整

病例 3-5-4

患者女性,67 岁,主因腹痛 1 年就诊,胃窦见一 O-Ⅱa+Ⅱc 隆起型病变,予以 ESD 治疗。

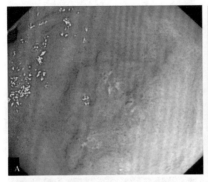

A 胃窦后壁侧见一盘状隆起,顶端片状糜烂,呈 0-Ⅱa+Ⅱc 型

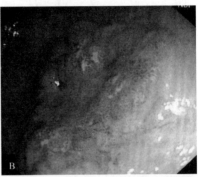

B 切换 NBI 模式,观察病灶边界清楚

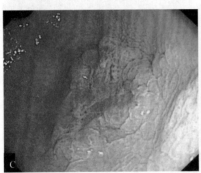

C 喷洒 1.5% 醋酸后可见正常黏膜白化现象

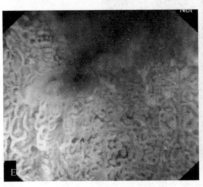

E 放大观察可见局部白区不鲜明

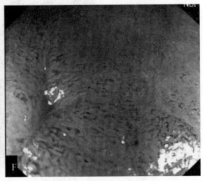

D 喷洒醋酸后 NBI 观察可见病灶边界更加清楚

F 放大观察可见局部微血管异常迂曲

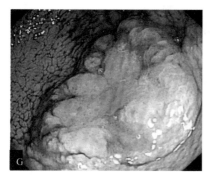

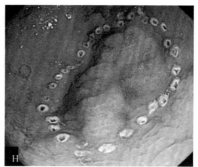

G 靛胭脂染色清晰显示病灶边界,抽出
胃内气体,可见病灶形态改变,表明
病灶较表浅

H 于病灶外缘 0.5cm 处标记

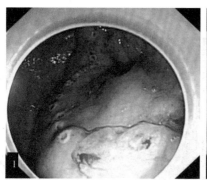

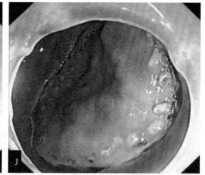

I 黏膜下注射,病灶抬举良好

J 沿标记点外缘 0.5cm 环周切开黏膜

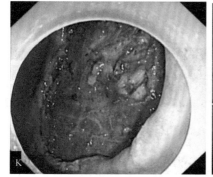

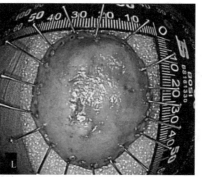

K 剥离病灶后的创面

L 体外复原标本,观察标记点完整

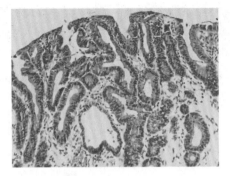

M 病理报告胃窦高级别上皮内瘤变

病例 3-5-5

患者女性,66 岁,主因胸骨后不适 6 个月,胃镜发现贲门 0-Ⅰp 型病变,予以 ESD 治疗

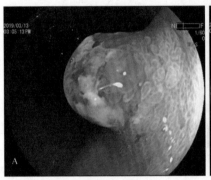

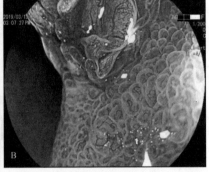

A 胃体后壁侧发现柱状息肉,表面充血糜烂

B 蓝激光方法观察见边界清楚,微血管紊乱,腺管结构融合破坏

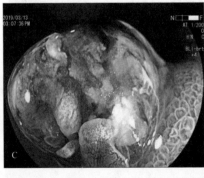

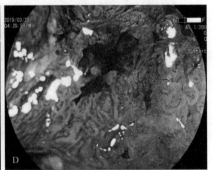

C 蓝激光方法观察见边界清楚,微血管紊乱,腺管结构融合破坏

D 蓝激光方法观察见边界清楚,微血管紊乱,腺管结构融合破坏

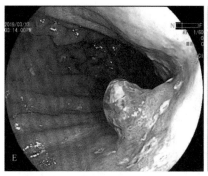

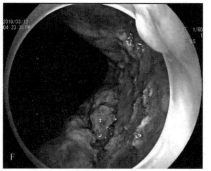

E LCI 模式下显示病灶边界并标记　　　　F 予以 ESD 后的创面

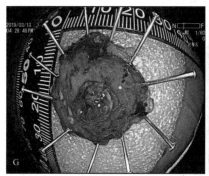

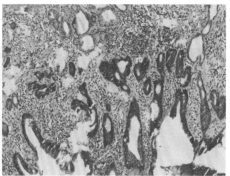

G 体外复原标本　　　　　　　H 病理报告胃体腺体高级别上皮内瘤变

第六节　幽门狭窄

　　幽门狭窄在临床上并不少见,多数是由于溃疡病变活动期局部水肿所致,部分是由于恶性肿瘤所致。随着药物治疗,溃疡病变愈合,水肿消失,狭窄可逐渐缓解,但有少数患者由于溃疡较大,或者溃疡在局部反复发生,导致局部瘢痕形成,造成幽门狭窄,食糜通过困难,此时药物无法扩张狭窄部位,临床上出现上腹部饱胀、呕吐、营养不良、贫血等表现。此时单纯补液支持治疗无法缓解狭窄,需要进行扩张治疗或支架置入、外科手术等治疗。对于良性病变所致狭窄,扩张治疗往往可取得良好疗效。由于 Savary-Gilliard 扩张器前端锥形部较长,十二指肠较弯曲,故选用球囊扩张较安全。

病例 3-6-1

患者男性,68 岁,主因腹痛、黄疸 1 周就诊,MRCP 胆总管结石,拟行 ERCP 发现幽门狭窄,十二指肠镜无法通过,予以球囊扩张。

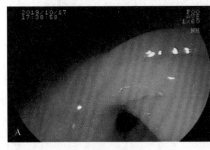

A 十二指肠镜发现幽门狭窄

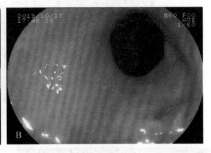

B 胃镜无法通过

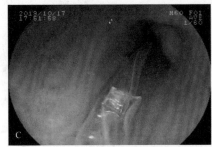

C 置入扩张球囊

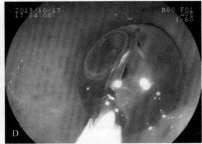

D 使用扩张球囊进行幽门扩张

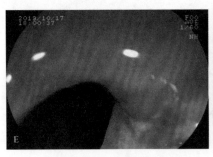

E 扩张后可见幽门局部充血

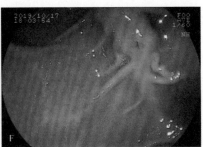

F 十二指肠镜顺利进入降部

第七节 胃底静脉曲张

胃静脉曲张破裂出血与食管静脉曲张破裂出血一样,是肝硬化失代偿期的主要并发症,病情凶险,出血量大,病死率高。胃静脉曲张在门静脉高压患者中的发生率在18% ~ 78%不等,比食管静脉曲张发生率低,但是一旦发生出血,往往出血量大且不易控制,死亡率高达10% ~ 30%,胃静脉曲张在出血自动停止后的再出血率高达35% ~ 90%。

治疗方法:

(1)内镜下胃静脉曲张组织胶注射术(gastric variceal obliteration,GVO)是控制胃静脉曲张急性出血的一线治疗方案,也是预防胃底静脉曲张出血的一级预防和二级预防的方法。传统采用"三明治夹心法",即碘油 – 组织胶 – 碘油,但是碘油是一种栓塞剂,理论上存在通过胃肾分流道、脾肾分流道发生异位栓塞。目前采用50%葡萄糖注射液与聚桂醇替代碘油,并结合钛夹阻断血管的方法,取得良好疗效。

病例 3-7-1

患者男性,55 岁,主因发现肝硬化 5 年,呕血 1 天就诊,胃镜发现胃底静脉曲张,予以内镜下治疗。

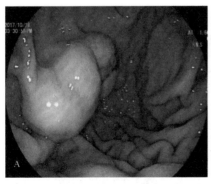 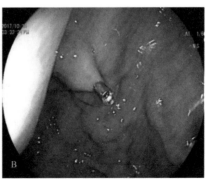

A 胃底可见巨大曲张静脉团,顶端可见红色血栓　　B 在曲张静脉团两端予以钛夹夹闭

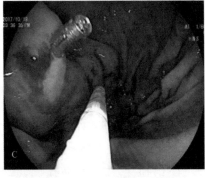 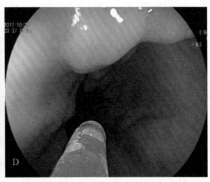

C 于曲张静脉处注射 50% 葡萄糖 + 组织胶　　D 食管可见曲张静脉，注射聚桂醇
　+50% 葡萄糖

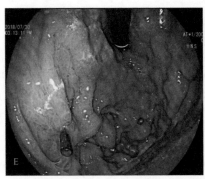 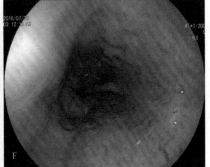

E 注射 9 个月后复查，可见胃底曲张静脉明显减轻，夹闭可见钛夹
F 食管硬化剂注射 9 个月复查，可见曲张静脉明显减轻

病例 3-7-2

　　患者男性，73 岁，主因乏力、食欲缺乏 5 年，黑便 5 天就诊，胃镜发现胃底静脉曲张。

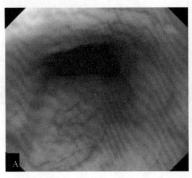 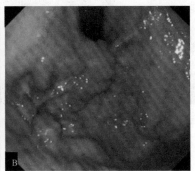

　　A 食管可见较细直线状曲张静脉　　　　B 胃底可见巨大曲张静脉团

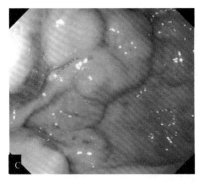

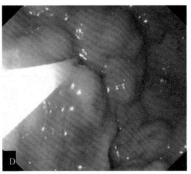

C 曲张静脉团表面可见红色征

D 胃底曲张静脉多点处注射 50% 葡萄糖 +
组织胶 +50% 葡萄糖

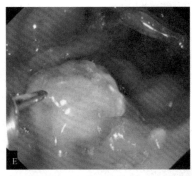

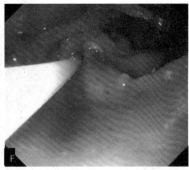

E 胃底曲张静脉多点处注射 50% 葡萄糖 + 组织胶 +50% 葡萄糖

F 胃底曲张静脉多点处注射 50% 葡萄糖 + 组织胶 +50% 葡萄糖

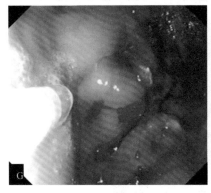

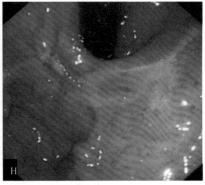

G 胃底曲张静脉多点处注射 50% 葡萄糖 + 组织胶 +50% 葡萄糖

H 组织胶注射 10 个月复查,可见胃底瘢痕样改变,局部可见少量排胶

（2）胃底曲张静脉密集套扎法，既可作为急性出血时的救治方法，也可以作为一级预防的有效手段。

病例 3-7-3

患者女性,66 岁,主因肝硬化 3 年,黑便 3 天就诊,胃镜检查发现食管胃底静脉曲张。

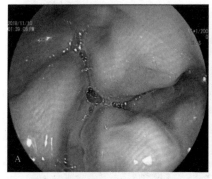

A 胃镜检查发现食管静脉曲张

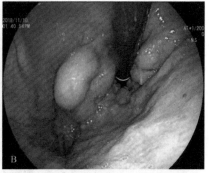

B 胃镜检查可见巨大胃底静脉曲张团

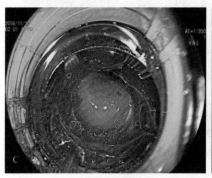

C 内镜前端安装好套扎器

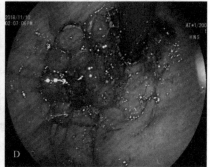

D 胃底静脉曲张进行密集套扎

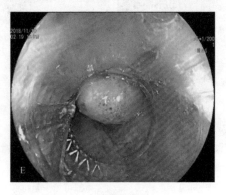

E 食管静脉套扎

第八节　经皮内镜胃造瘘术

经皮内镜胃造瘘术(percutaneous endoscopic gastrostomy, PEG)是放置 PEG 管,提供一个更可靠的半永久性肠道通道,对于需要超过 4 周人工营养的患者都要考虑该方法。是重要的内镜建立胃肠内通道的技术方法。早期建立肠道通路和早期进行消化道营养,可维持消化道的完整性,减少并发症的发生率,促进重症患者恢复。

病例 3-8-1

患者 76 岁,男性,系脑出血恢复期,无法进食,长期鼻饲营养,予以 PEG。

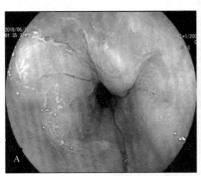

A 贲门通畅

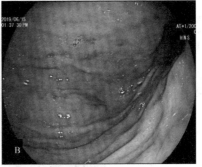

B 胃镜检查可见胃黏膜充血

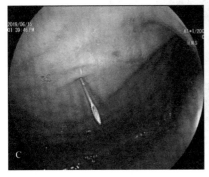

C 可见穿刺针刺入胃腔

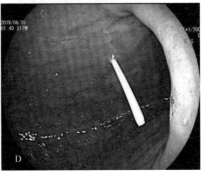

D 套管针刺入胃腔

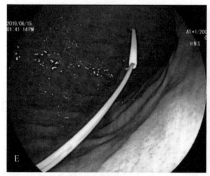

E 通过套管插入引导线

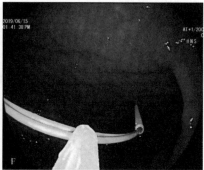

F 用圈套器将引导线从口腔引出

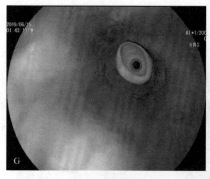

G 体外将引导线与造瘘管相连,并将造
瘘管拉入口腔、食管

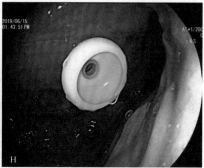

H 从胃腔内可见造瘘管

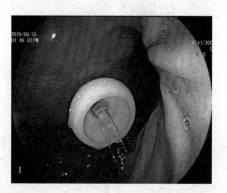

I 向造瘘管内注入生理盐水,可见造瘘管通畅

病例 3-8-2

患者男性,79岁,主因吞咽困难1年就诊,胃镜检查系食管胃结合部癌,无法进食。

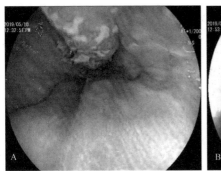

A 食管胃结合部癌

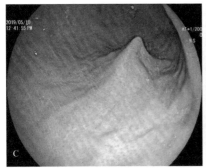

C 可见穿刺针刺入胃腔

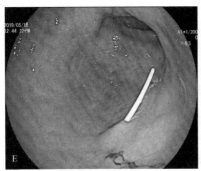

E 通过套管插入引导线

B 予以扩张后见局部渗血

D 可见穿刺针刺入胃腔

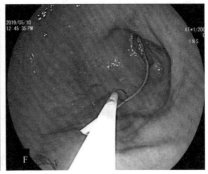

F 用圈套器将引导线从口腔引出

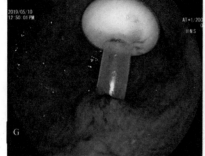
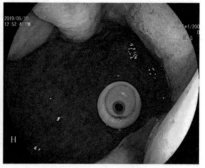

G 体外将引导线与造瘘管相连,并将造瘘管由胃内拉出　　　H 从胃腔内可见造瘘管通畅

参考文献

[1] 王晶桐,马丽萍,黄勇,等.胃息肉的临床特征总结 [J].胃肠病学和肝病杂志,2005,14（2）:181-183.

[2] 彭贵勇,房殿春,李超峰,等.内镜下黏膜切除术治疗消化道肿瘤 [J].中华消化内镜杂志,2004,21（1）:5-8.

[3] 加藤元嗣.京都胃炎分类.辽宁科学技术出版社,2018,95.

[4] 唐忠辉,李钟峰.胃黄色瘤临床病理分析 [J].临床荟萃,2000,15（5）:14-15.

[5] 崔荣丽,金珠.胃黄色瘤临床病理分析 312 例 [J].世界华人消化杂志,2007,15（6）:108-110.

[6]Sekikawa A, Fukui H, Matuo T, et al.Gastric xanthelasma may be a warning sign for the presence of early gastric cancer[J].J Gastroenterol Hepatol,2014,29（5）:951-956.

[7]Cardin R, Piciocchi M, et al.Oxidative damage in the progression of chronic liver disease to hepatocellular carcinoma:an intricate pathway[J].World J Gastroenterol,2014,20（12）:3078-3086.

[8]CSCO 胃肠间质瘤专家委员会.中国胃肠间质瘤诊断治疗共识（2013 年版）[J].临床肿瘤学杂志,2013,18（11）:1025-1032.

[9]Ye LP , Zhang Y, Mao XL, et al.Submucosal tunneling

endoscopic resection for small upper gastrointestinal subepithelial tumors originating from the muscularis propria layer[J].Surg Endosc, 2014,28（2）: 524-530.

[10]Guo J, Liu Z, Sun S, et al.Ligation-assisted endoscopic enucleation for treatment of esophageal subepithelial lesions originating from the muscularis propria: a preliminary study[J].Dis Esophagus, 2015,28（4）: 312-317.

[11] 丁西平,王巧民,郑帮海,等 . 疣状胃炎外周血 T 淋巴细胞亚群检测及其临床意义 [J]. 临床消化病杂志,2003,3: 16-17.

[12] 中华医学会肝病学分会,中华医学会消化病学分会,中华医学会消化内镜学分会 . 肝硬化门静脉高压食管胃静脉曲张出血的防治指南 [J]. 临床肝胆病杂志,2016,55（1）: 57-72.

[13] 曹立军,贺学强,张清勇,等 . 急诊内镜下组织胶注射术联合硬化 – 套扎术同步序贯治疗食管胃底静脉曲张出血 58 例 [J]. 世界华人消化杂志,2014,22（33）: 5136-5143.

[14] 刘志忠,赵燕颖,孙远杰,等 . 一次性注射硬化剂加组织黏合剂治疗胃底曲张静脉出血的疗效观察 [J]. 中华消化杂志,2014,34（3）: 183-184.

第四章　十二指肠病变内镜治疗

第一节　十二指肠息肉

十二指肠息肉是临床较常见的疾病之一，多数起源于十二指肠黏膜腺上皮或黏膜下腺体，向腔内生长。其病理学分类可分为炎性息肉、增生性息肉、腺瘤性息肉、错构瘤样息肉。一般多发于十二指肠球部，可单发，也可多发。十二指肠息肉可参照山田分型，分为四型，即山田Ⅰ型：隆起性病变的基底部平滑，与周围组织无明确分界，广基而无蒂；山田Ⅱ型：隆起与基底部呈直角，分界清楚；山田Ⅲ型：隆起性病变基底部较顶部略小，与周围黏膜分界明显，形成亚蒂；山田Ⅳ型：隆起的基底部明显小于顶部，形成明显的蒂。

十二指肠息肉诊断主要依靠胃镜检查，病变较大时上消化道造影可发现。一般表面色泽与十二指肠黏膜颜色相同，但有时可出现表面充血、糜烂，甚至癌变。内镜下应常规活检，明确息肉性质，指导下一步治疗。

治疗方法：

十二指肠息肉通常采用内镜下治疗，根据病理性质和大小形态可选用 APC 或 EMR/ESD 等方法。

（1）较小的炎性息肉或增生性息肉，可采用 APC 的方法。

病例 4-1-1

患者男性，55 岁，主因上腹痛 7 个月就诊。

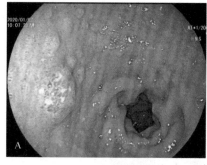

A 胃镜检查发现十二指肠球部前壁侧广基息肉

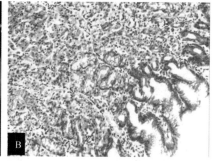

B 病理活检显示炎性息肉

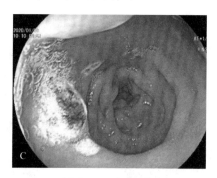

C 予以 APC 治疗后创面

（2）山田Ⅱ、Ⅲ、Ⅳ型息肉可采用圈套器直接切除。

病例 4-1-2

患者女性,60 岁,主因腹胀 3 年就诊,胃镜发现十二指肠息肉。

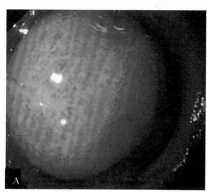

A 胃镜检查发现十二指肠球部大弯侧隆起,表面充血

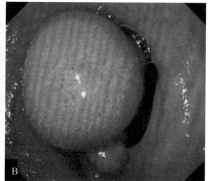

B 胃镜可见粗蒂

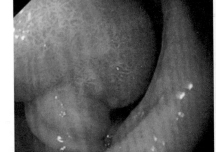

C 胃镜可见粗蒂　　　　　　　D 圈套器切除隆起

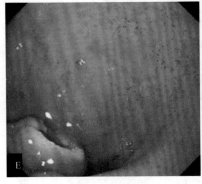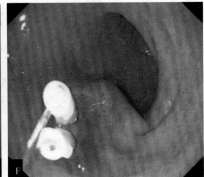

E 切除后的创面　　　　　　　F 金属夹封闭创面

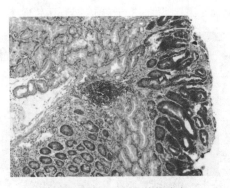

G 病理报告十二指肠管状腺瘤

病例 4-1-3

患者男性,67 岁,主因上腹不适 8 个月就诊。

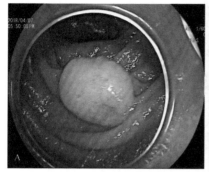

A 胃镜检查发现十二指肠降部息肉

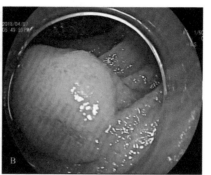

B 显露息肉长蒂

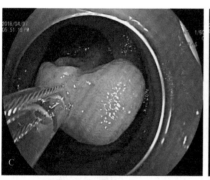

C 圈套器切除息肉

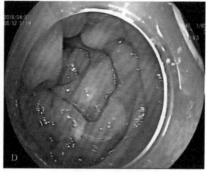

D 切除后创面

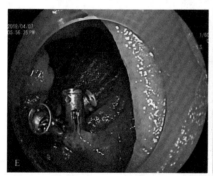

E 金属夹封闭创面

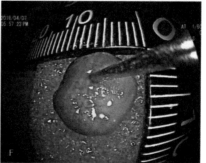

F 切除的息肉标本

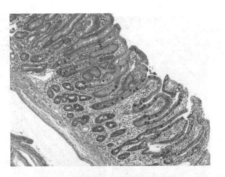

G 病理报告十二指肠管状腺瘤

（3）对于较扁平的息肉，可采用 EMR 方法治疗，由于十二指肠狭窄，不便于器械展开，为保证病灶完整切除，可用 Dual Knife 环周切开病灶边缘，再予以圈套器切除。

病例 4-1-4

患者女性，45 岁，主因腹痛 2 年就诊。

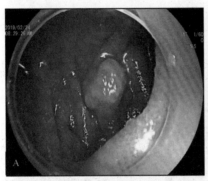

A 胃镜检查发现十二指肠降部柱状息肉

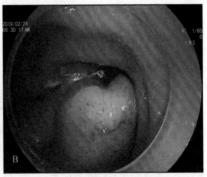

B 黏膜下注射后病灶抬举良好

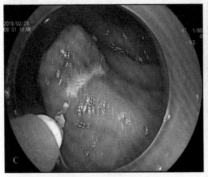

C 使用 Dualknife 环病灶切开黏膜，
便于圈套器切除

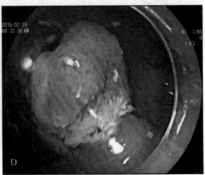

D 使用 Dualknife 环病灶切开黏膜，
便于圈套器切除

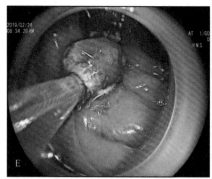

E 圈套器切除病灶

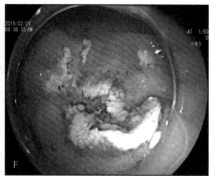

F 切除后的创面

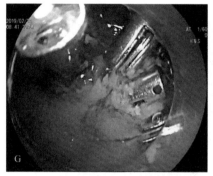

G 金属夹封闭创面

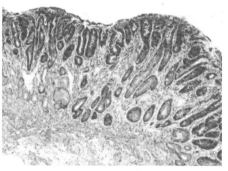

H 病理报告十二指肠管状腺瘤

（4）对于较大扁平息肉或怀疑恶变的息肉,予以 ESD 治疗。

病例 4-1-5

患者女性,66 岁,主因腹痛 1 年就诊,胃镜发现十二指肠降部息肉,予以 ESD。

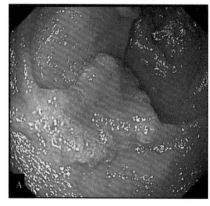

A 胃镜检查发现十二指肠降部侧向发育型息肉

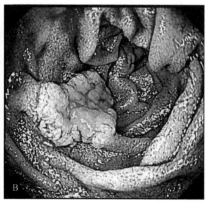

B 靛胭脂染色,显示边界清楚

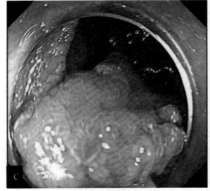

C 黏膜下注射后病灶抬举良好

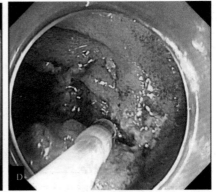

D 使用 Dual Knife 环病灶切开黏膜

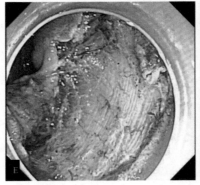

E 进行黏膜下剥离

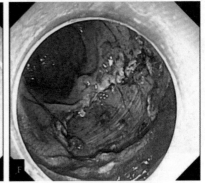

F 行黏膜下剥离术后的创面

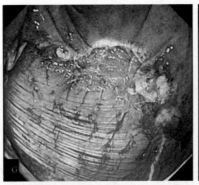

G 行黏膜下剥离术后的创面

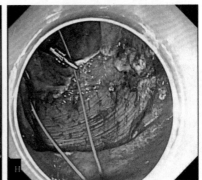

H 金属夹将尼龙圈一端固定于病灶远端

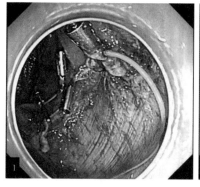
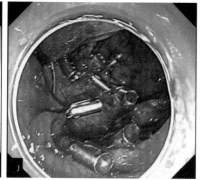

I 金属夹将尼龙圈沿创面边缘进行固定　　　　J 金属夹将尼龙圈沿创面边缘进行固定

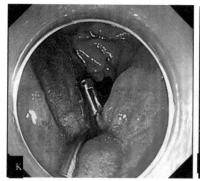
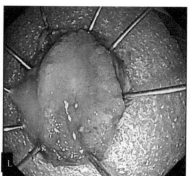

K 收紧尼龙圈后进行荷包缝合　　　　　　L 剥离的标本,进行体外复原

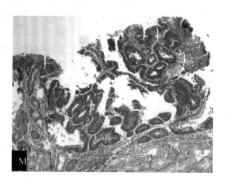

M 病理检查显示管状腺瘤伴轻—中度非典型增生

第二节　十二指肠异位胰腺

异位胰腺是十二指肠常见黏膜下肿物,表现为十二指肠隆起,表面黏膜与正常黏膜无区别,边界不清,多数顶端可见脐样凹陷,这也是异位胰腺的标志性表现,但是有些情况,其顶端无脐样凹陷,表面光整,内镜下表现类似于平滑肌瘤或间质瘤,不易诊断。超声内镜有助于诊断,通常异位胰腺表现为黏膜下层不均质中高回声,但有时可表现为固有肌层来源的不均质团块,往往需要病理检查证实。

病例 4-2-1

患者男性,65 岁,体检发现十二指肠隆起,超声内镜考虑异位胰腺,予以 ESD 治疗。

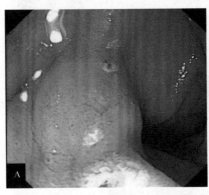

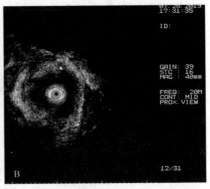

A 十二指肠球部前壁侧见一广基隆起,表面黏膜光整,边缘可见桥状皱襞

B 超声探头检查提示病灶来源于第四层,不均质低回声病灶

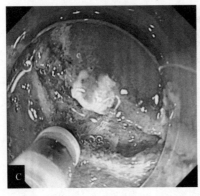

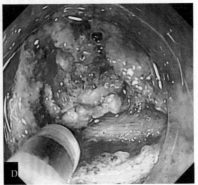

C 使用 Dual Knife 切开表层黏膜

D 可见黏膜下淡黄色肿瘤,进行剥离

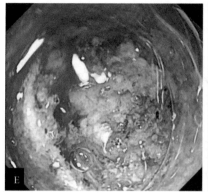

E 可见黏膜下淡黄色肿瘤,进行剥离

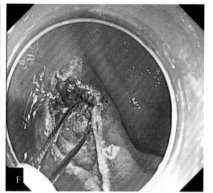

F 圈套器辅助切除黏膜下肿瘤

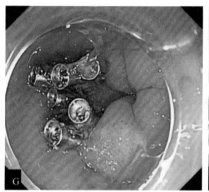

G 金属夹封闭创面

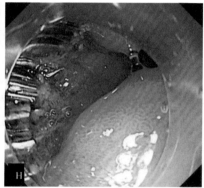

H 金属夹封闭创面

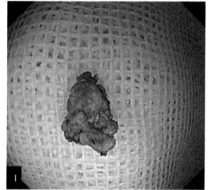

I 切除的黏膜下肿瘤

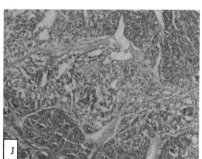

J 病理显示胰腺组织

参考文献

[1] 马晓霖,陈建平,庄耘,等.内镜下切除术在十二指肠隆起性病变中的应用 [J]. 中华消化内镜杂志,2016,33（8）: 563-264.

[2] 孔阳,王拥军,冀明,等.内镜下切除非壶腹部十二指肠腺瘤的临床价值 [J]. 中华消化内镜杂志,2014,31（10）: 563-566.

[3]Kakushima N, Kanemoto H, Tanaka M, et al.Treatment for superficial non-ampullary duodenal epithelial tumors[J].World J Gastroenterol,2014,20（35）: 12501-12508.

[4]Ohata K, Murakami M, Yamazaki K, et al.Feasibility of endoscopy-assisted laparoscopic full-thickness resection for superficial duodenal neoplasms[J].Scientific WorldJournal,2014,2014: 239627.

[5]Trifan A, Tarcoveanu E, Danciu M, et al.Gastric heterotopic pancreas: an unusual case and review of the literature [J].J Gastrointestin Liver Dis,2012,21（2）: 209-212.

[6] 吴茜,覃华,李德民,等.十二指肠副乳头异位胰腺一例 [J]. 中华消化内镜杂志,2016,6（33）: 414-415.

[7]Filip R, Walczak E, Huk J, et al.Heterotopic pancreatic tissue in the gastric cardia: a case report and literature review[J].World J Gastroenterol,2014,20（44）: 16779-16781.

第五章　结肠疾病治疗

第一节　结肠息肉

广义的肠道息肉是肠黏膜表面隆起性病变的总称,但一般所指的大肠息肉是指任何从大肠黏膜上皮来源的表面突出到肠腔的良性隆起状病变。息肉可为单发或多发,全大肠均可发生,以直肠与乙状结肠多见。目前多使用 Morson 法把结肠息肉分为四类:肿瘤性(腺瘤性)。错构瘤性(幼年性)、炎性、增生(化生)性。大肠息肉多为隆起型生长,根据形态分为有蒂型(Ip 型)、亚蒂型(Isp 型)、无蒂型(Is 型),少数为侧向发育型生长。1993 年,工藤进英首先提出结肠侧向发育型肿瘤(laterally spreading tumor, LST),1998 年 Kudo 定义为指源于大肠黏膜直径大于 10mm 以侧向扩展为主而非垂直生长的一类表浅型病变,包括颗粒型及非颗粒型。这是一类特殊的息肉,容易发生癌变。

治疗方法:

(1)较小的息肉,直径小于 5mm 可予以 APC 治疗。

病例 5-1-1

患者男性,34 岁,主因腹痛 6 个月,肠镜发现结肠息肉。

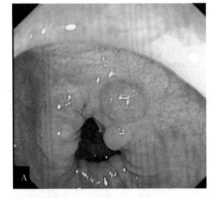

A 结肠可见广基息肉

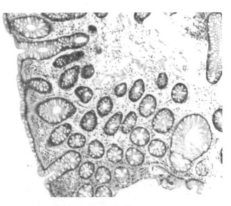

B 病理报告增生性息肉

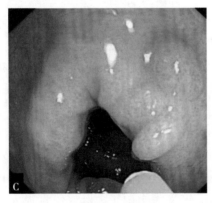

B 予以 APC 治疗

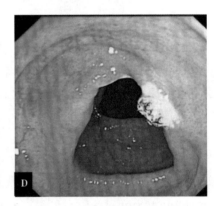

D 治疗后创面

（2）广基息肉直径 6 ~ 9mm 可以采用圈套器冷切除治疗。

病例 5-1-2

患者女性，55 岁，主因便秘 2 年就诊，结肠镜发现结肠息肉。

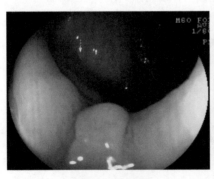

A 肠镜见广基息肉

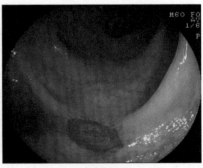

B 予以圈套器冷切除后创面

（3）息肉直径超过 1cm 可采用圈套器高频电切除。

病例 5-1-3

患者男性,45 岁,主因腹痛、腹泻 1 年就诊,结肠镜发现结肠带蒂息肉。

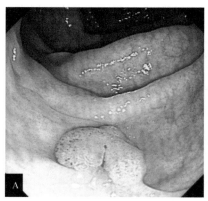
A 结肠镜检查见带蒂息肉

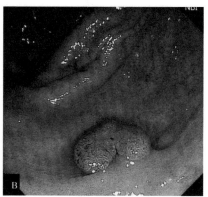
B NBI 观察呈 NICE 分型

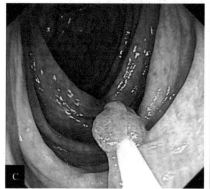
C 圈套器切除息肉

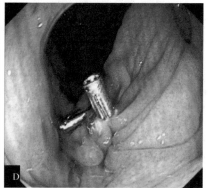
D 金属夹封闭创面

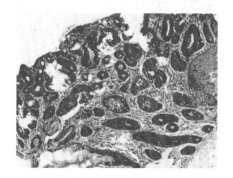
E 病理报告管状腺瘤

（4）较大的息肉，或者基底部宽广的息肉、侧向发育型息肉（LST）可以采用 EMR 进行切除。

病例 5-1-4

患者男性，65 岁，主因腹痛 3 年就诊。结肠镜发现结肠息肉。

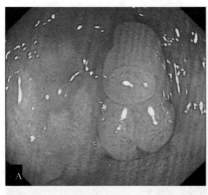

A 结肠镜检查见亚蒂息肉，基底部较宽

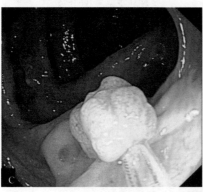

C 圈套器切除息肉

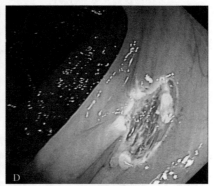

B 黏膜下注射后可见息肉抬举良好

D 切除后的创面

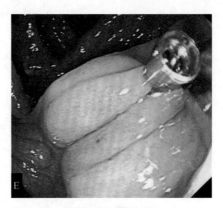

E 金属夹封闭创面

（5）直径大于 20mm 的 LST 不能用圈套器一次性完整切除,可以采用内镜黏膜下剥离术(ESD)。

病例 5-1-5

患者男性,71 岁,主因排便不适 3 年就诊,结肠镜发现直肠侧向发育型息肉,予以 ESD 治疗。

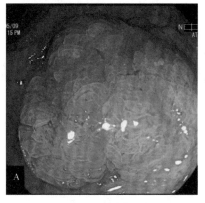

A 结肠镜检查见侧向发育型息肉

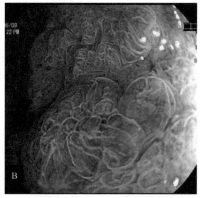

B 采用 FICE 模式 I 观察呈 NICE 分型

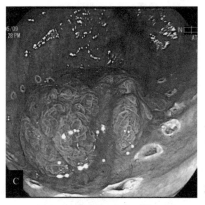

C 采用 LCI 模式观察边界并标记

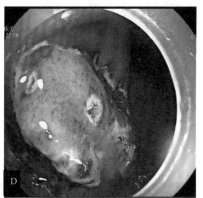

D 环周边缘黏膜

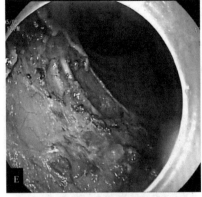

E 行 ESD 术后创面

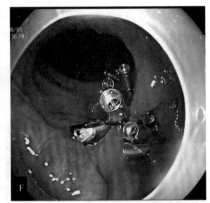

F 金属夹封闭创面

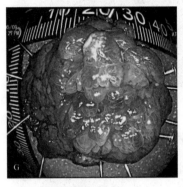

G 体外复原病灶标本

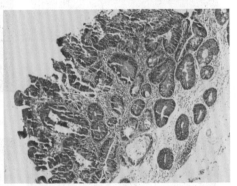

H 管状腺瘤,腺体低级别上皮内瘤变,局灶高级
别上皮内瘤变

（6）对于 LST 也可采用圈套器辅助 ESD 进行治疗。

病例 5-1-6

患者女性,54 岁,主因腹痛 2 年就诊,结肠镜检查发现降结肠 LST。

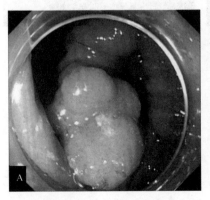

A 结肠镜检查见侧向发育型息肉

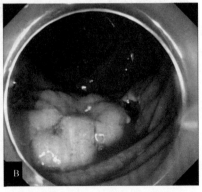

B 黏膜下注射后环周切开黏膜

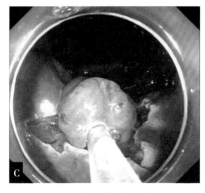

C 圈套器切除息肉

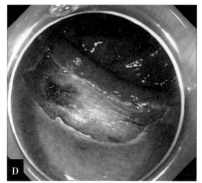

D 切除后的创面

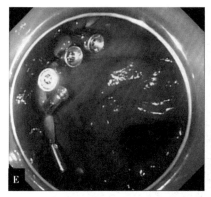

E 金属夹封闭创面

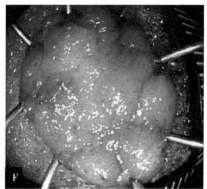

F 体外复原病灶标本

超级链接

随着内镜电子染色与放大内镜的发展,通过光学放大观察有多种分类方法,现简单介绍如下。

Sano 提出的 CP 分型法,对大肠息肉腺管开口及微血管进行分型,Ⅰ型表现为网格状微血管不明显;Ⅱ型可见网格状微血管,形态尚规则,并围绕腺管开口;Ⅲ A 型示微血管增多,形态不规则、扭曲、断裂或分枝,Ⅲ B 型示微血管形态破坏,稀疏或消失。

按 JNET 分型法进行诊断,根据病变的微血管和表面结构分为四型。1 型:微血管不可见或粗细同周围正常黏膜血管,表面结构规则的黑色或白色圆点,与周围正常黏膜相似,可能的病理诊断为增生性息肉/无蒂锯齿状腺瘤;2A 型:血管粗细、分布规则(网格或螺旋状),表面结构规则（管状／分支／乳头状），可能的病理诊断为低级别上皮内瘤变（LGIN）；2B型：血管粗细不一，不规则分布，表面结构不规则或模糊不清，可能的病理诊断为高级别上皮内瘤变（HGIN）／黏膜下浅层浸润癌（SM-s癌）；3型：稀疏的血管区域，粗的血管中断表面结构无定形区域，可能的病理诊断为黏膜下深层浸润癌（SM-d癌）。

如果没有放大内镜，可使用NBI进行NICE系统判断息肉的性质，如果是1型息肉，尤其是在直肠的小息肉，可以暂不处理；如果是2型息肉常规做活检或者行EMR或者ESD切除；如果是3型息肉，要使用放大NBI仔细观察，最好使用佐野宁的CP分型判断是黏膜层早癌还是黏膜下层早癌，以确定是行ESD切除还是行手术治疗。

	Type 1	Type 2	Type 3
Color	Same or lighter than background	Browner relative to background (verify color arises from vessels)	Brown to dark brown relative to background; sometimes patchy whiter areas
Vessels	None, or isolated lacy vessels may be present coursing across the lesion	Brown vessels surrounding white structures*	Has area(s) of disrupted or missing vessels
Surface Pattern	Dark or white spots of uniform size, or homogeneous absence of pattern	Oval, tubular or branched white structures* surrounded by brown vessels	Amorphous or absent surface pattern
Most likely pathology	Hyperplastic	Adenoma**	Deep submucosal invasive cancer
Sample image			

This classification can be applied using colonoscopes both with or without optical (zoom) magnification.
*   These structures (regular or irregular) may represent the pits and the epithelium of the crypt opening.
** Type 2 consists of Vienna classification types 3, 4 and superficial 5 (all adenomas with either low or high grade dysplasia, or with superficial submucosal carcinoma. The presence of high grade dysplasia or superficial submucosal carcinoma may be suggested by an irregular vessel or surface pattern, and is often associated with atypical morphology (e.g., depressed area).

第二节　结肠黏膜下肿瘤

结肠黏膜下肿瘤包括间质瘤、平滑肌瘤、脂肪瘤等几种类型。间质瘤是指胃肠道壁的间叶性肿瘤，具有多向分化潜能的原始间质干细胞及潜在恶性生物学行为的肿瘤。临床症状多变，从无症状到非特异性的胃肠道不适、腹痛或触及包块等。临床表现与肿瘤大小、发生部位、与胃肠壁关系及良恶性有关。间质瘤的主要扩散途径是血行转移，较少发生淋巴结转移,因此,术中一般无须淋巴结清扫。平滑肌瘤是来源于平滑肌细胞的良性肿瘤,另外,脂肪瘤也是一种常见的良性肿瘤。因组织内有许多静脉管壁、平滑肌细胞及胶原增生。而脂肪瘤也是一种常见的良性肿瘤,可发生于任何有脂肪的部位。脂肪瘤和周围组织之间的境界很清楚,其质地较软,生长缓慢,大多数体积都较小。在这几种肿瘤类型中,结肠黏膜下肿瘤最常见的类型就是脂肪瘤和间质瘤,脂肪瘤的发病率在92%以上,其次为平滑肌瘤和类癌。

治疗方法:

（1）针对较小的非固有肌层来源的肿瘤科可采用内镜黏膜下剥离术（ESD）治疗。

病例 5-2-1

患者男性,45 岁,结肠镜检查发现升结肠黏膜下肿物,ESD 后病理示平滑肌瘤。

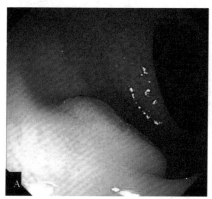

A 结肠镜检查见扁平隆起,表面黏膜光滑

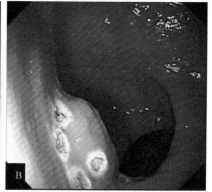

B 环病灶外缘标记

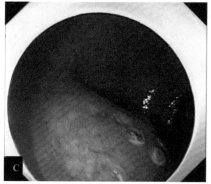

C 黏膜下注射后可见非抬举征(一)

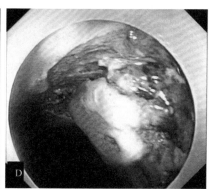

D 环周切开黏膜

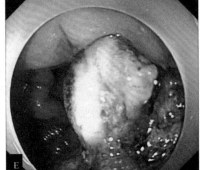

E 剥离肿瘤 | F 肿瘤剥离后的创面

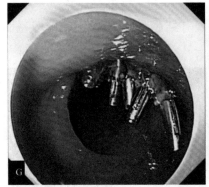
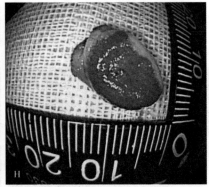

G 金属夹封闭创面 | H 体外复原病灶标本

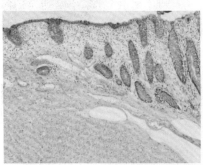
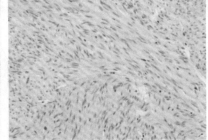

I、J 病理报告结肠平滑肌瘤

（2）内镜下套扎早就被认定为内镜下治疗黏膜下肿瘤最有效的方法，单纯的尼龙圈套扎大约9～11天可使病变肿瘤自然脱落，但此期间需警惕脱落后出血，避免了使用高频电切术等手术造成急性出血或穿孔的危险。

病例 5-2-2

患者男性,58 岁,主因右下腹痛 3 年就诊,结肠镜检查发现升结肠肿物,病理报告考虑为间质瘤,予以尼龙绳套扎治疗。

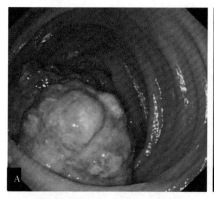 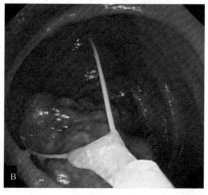

A 结肠镜检查见一隆起,表面糜烂,　　　　　　B 予以尼龙圈套扎
　病理证实为间质瘤

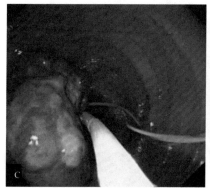 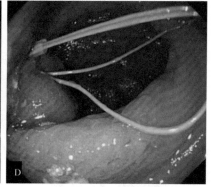

C 套扎后可见肿物表面色泽改变　　　　　　D 双尼龙圈套扎肿瘤根部

病例 5-2-3

患者男性,61 岁,主因下腹痛 1 年就诊,结肠镜发现降结肠黏膜下肿物。

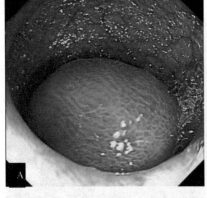

A 结肠镜检查见带蒂隆起,表面黏膜光滑

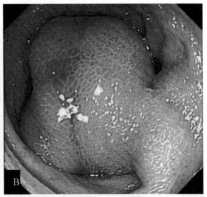

B 显露肿瘤粗蒂

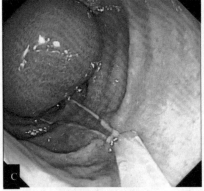

C 尼龙圈套扎肿瘤

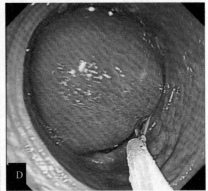

D 尼龙圈套扎肿瘤

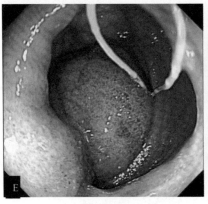

E 套扎后可见肿瘤色泽改变

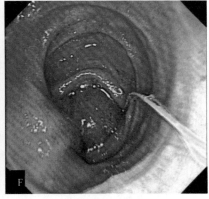

F 套扎后可见肿瘤色泽改变

第三节　直肠神经内分泌肿瘤

神经内分泌肿瘤（neuroendocrine neoplasm，NEN）是起源于分布全身的神经内分泌细胞的少见肿瘤。中国人肠道好发部位为直肠。根据分化程度，NEN 分为分化良好的神经内分泌瘤（neuroendocrine tumor，NET）和分化较差的神经内分泌癌（neuroendocrine carcinoma，NEC）。NET 通常体积较小，直径常 < 1.5cm，位于黏膜或黏膜下，呈广基隆起或顶端略凹陷。通常表面黏膜光滑或呈淡黄色。质地较硬，超声内镜检查可明确病灶来源、内部回声与血运情况。

治疗方法：

根据超声内镜检查明确病灶浸润深度，未达到黏膜下层者可予以内镜黏膜下剥离术（ESD）治疗。

病例 5-3-1

患者男性，39 岁，结肠镜检发现直肠黏膜下隆起，结合超声内镜考虑神经内分泌瘤。

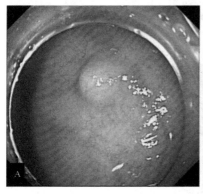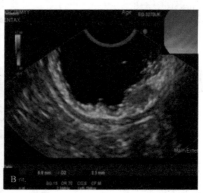

A 结肠镜检查见广基隆起，表面黏膜光滑　　B 超声内镜检查见病灶来源于肠壁第二层，呈低回声，第三层完整

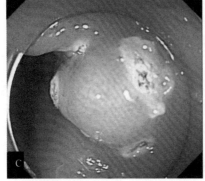

C 沿病灶外缘标记

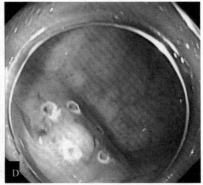

D 黏膜下注射,可见病灶抬举良好

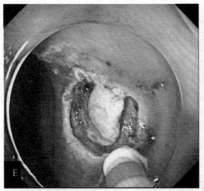

E 使用 Dual Knife 剥离病灶

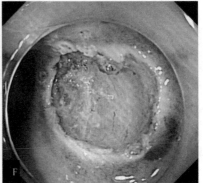

F 病灶剥离后的创面

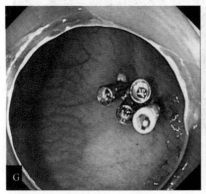

G 金属夹封闭创面

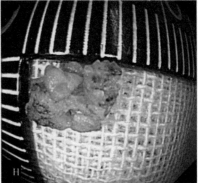

H 切除的病灶

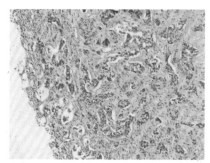
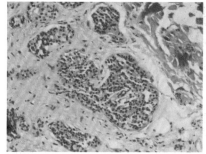

I、J 病理报告神经内分泌肿瘤

第四节　内镜下逆行阑尾炎治疗术

内镜下逆行阑尾炎治疗术（endoscopic retrograde appendicitis therapy，ERAT）是由我国刘冰熔教授于 2012 年首先报道，受到国际医疗界广泛重视。主要适用于急性单纯性阑尾炎，其经典步骤包括：经内镜阑尾腔插管、阑尾腔减压、内镜下逆行阑尾腔造影、阑尾支架引流、阑尾腔冲洗。通过以上操作达到快速降低阑尾腔内压力、消退炎症的目的。ERAT 的优势在于保留了阑尾及其生理功能，阑尾腔减压后疼痛迅速缓解，患者可迅速恢复日常活动，ERAT 操作快捷方便，创伤小，无瘢痕。

病例 5-4-1

患者男性，33 岁，主因转移性右下腹痛 6 小时就诊，诊断急性阑尾炎，予以 ERAT，术后腹痛缓解。

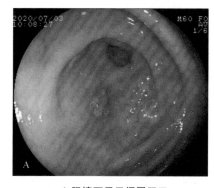
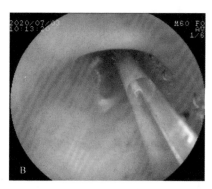

A 肠镜下显示阑尾开口　　　　　B 三腔切开刀插入阑尾腔

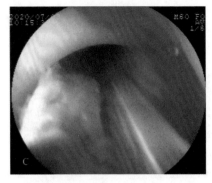

C 冲洗后见脓性分泌物排出

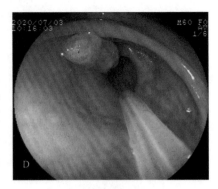

D 冲洗后见粪石排出

病例 5-4-2

患者男性，25 岁，主因右下腹痛 1 天就诊，肠镜见阑尾开口粪石嵌顿，予以取出结石后腹痛缓解。

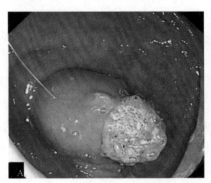

A 阑尾开口处见粪石嵌顿

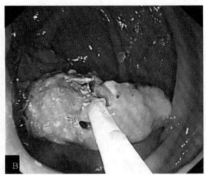

B 圈套器取出粪石

第五节 内 痔

痔病是全球性的常见肛肠病之一。我国 18 周岁以上城镇及农村居民的常住人口中，肛肠疾病患病率高达 50.1%，其中痔病占 98.09%。而又以内痔最常见，占痔病人数的 59.86%，而内痔中绝大部分为 I ～ III 度内痔（99.47%）。痔是人体的正常结构，根据发生部位可将痔分为内痔、外痔和混合痔。将内外痔血管丛分开的解剖学边界是齿状线。目前全球公认的理论是肛垫滑动 / 缓冲学说，即认为肛垫在肛管内的异常滑动是内痔发病的主要的病理生理机制。内痔分度采用 Goligh 分类。

内痔的 Goligher 分类

Ⅰ度 (Grade)	明显的血管充血,但不脱垂
Ⅱ度 (Grade)	痔在用力时从肛门脱垂,但可自行还纳
Ⅲ度 (Grade)	痔在用力时从肛门脱垂,不能自行还纳,需要人工还纳
Ⅳ度 (Grade)	痔持续脱垂,不能复位,出现慢性炎症改变,黏膜萎缩溃疡易见

内痔微创治疗的目的是消除或减轻内痔的症状。内痔微创治疗的效果判定标准是痔病症状的消除或减轻,而不应该以痔体大小的变化为标准。内镜下微创治疗主要包括内镜下硬化治疗和套扎治疗。这两者治疗方法适应证形同:Ⅰ- Ⅲ度内痔伴有内痔相关症状;Ⅰ- Ⅲ度内痔经饮食及药物等保守治疗无效;内痔手术后复发,肛门反复手术后不能再次手术;高龄、高血压、糖尿病和严重的系统性疾病,不能耐受外科手术;不愿接受外科手术。

治疗方法:

1. 透明帽辅助内镜硬化术(cap-assisted endoscopic sclerotherapy, CAES)治疗内痔是由南京医科大学第二附属医院张发明医师于 2015 年 5 月 8 日首次公开报告。CAES 是在内镜前端安置透明帽,以一次性的内镜注射针头对相应的病变进行硬化剂注射以达到治疗目的的一种方法。与传统手术方法相比 CAES 具有微创、手术视野清楚、精准注射硬化剂、最大程度避免医源性损伤等优点。

其禁忌证相对较少,并且部分为相对禁忌证,包括 :合并溃疡性结肠炎、克罗恩病合并肛门病变、齿状线区合并不明原因溃疡、肛门急性炎症或肛瘘、免疫缺陷及易感染状态、不适合做直乙状结肠内镜检查患者、妊娠。

病例 5-5-1

患者男性,66 岁,主因间断便血 6 个月就诊,肠镜检查见内痔,予以 CAES。

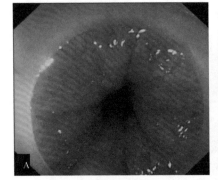

A 肠镜检查发现内痔

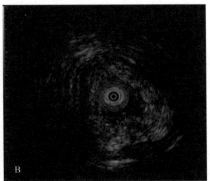

B 超声内镜检查见黏膜下层低回声区

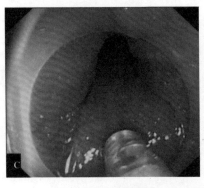

C 黏膜下注射聚桂醇

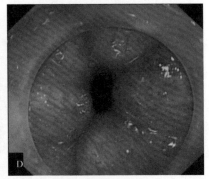

D 硬化后改变

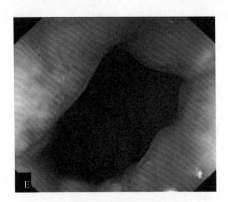

E 治疗 3 个月后见内痔消失

2. 消化内镜下内痔套扎治疗是通过套扎器将内痔吸引后释放橡皮圈套扎内痔的基底部,利用橡皮圈持续的弹性束扎力阻断内痔的血液供给,造成痔核组织缺血坏死并脱落。一般来说套扎后痔核会在术后

7 ~ 10 天内脱落。镜下套扎治疗对Ⅲ度内痔尤其是脱垂严重者治疗疗效较优于硬化。

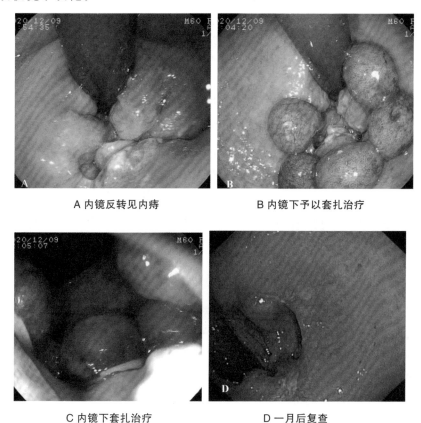

A 内镜反转见内痔　　　　　　　　B 内镜下予以套扎治疗

C 内镜下套扎治疗　　　　　　　　D 一月后复查

参考文献

[1]SANO Y, IKEMATSU H, FU K I, et a1.Meshed capillary vessels by use of narrow-band imaging for differential diagnosis of small colorectal polyps[J].Gastrointest Endosc,2009,69（2）：278-283. DOI：10.1016/3.gie.2008.04.066.

[2]Sano Y,Tanaka S,Kudo S E,et a1.Narrow-band imaging（NBI）magnifying endoscopic classification of colorectal tumors proposed by the Japan NBI Expert Team[J].Dig Endosc,2016,28（5）：526–533.

DOI：10.1111/den.12644.

[3] 张晶晶,戈之铮,李晓波.窄带成像内镜下 NICE 分型对结直肠肿瘤的诊断价值 [J].中华消化内镜杂志,2014,31（11）：650-654.

[4] 刘伟,王水芳,牟一,等.内镜下冷圈套器治疗大肠息肉 42 例临床分析 [J].中华消化内镜杂志,2014,31（9）：519-521.

[5] 陈斌,陈白莉,吴晖,等.超声内镜指导内镜套扎治疗消化道黏膜下肿瘤的研究 [J].中山大学学报（医学科学版）,2013,34（2）：235-239.

[6] 徐海荣,刘刚,周自忠,等.经内镜套扎治疗消化道黏膜下肿瘤的临床研究 [J].基层医学论坛,2014,10（31）：4177-4178.5.6

[7]Hallet J, Law CH, Cukier M, et al.Exploring the rising incidence of Neuroendocrine tumors：a population-based analysis of epidemiology, metastatic presentation, and outcomes[J].Cancer,2015,121：589-597.

[8]Fraenkel M, Faggiano A, Valk GD.Epidemiology of neuroendocrine tumors[J].Front Horm Res,2015,44：1-23.

[9]Guo LJ, W CH, Tang CW.Epidemiological features of gastroenteropancreatic neuroendocrine tumors in Chengdu city with a population of 14 million based on data from a single institution[J].Asia Pac J Clin Oncol,2016,12（3）：284-288.

第六章　内镜逆行胰胆管造影术

内镜逆行胰胆管造影术（endoscopic retrograde cholangiopancrea-tography，ERCP）经过近半个世纪的发展已成为诊断和治疗胆胰疾病的重要手段。在此基础上可进行十二指肠乳头括约肌切开术、胆总管结石球囊或网篮取出术、经内镜十二指肠乳头胆汁引流术等操作。对于清除肝外胆管结石、缓解梗阻性黄疸等方面，ERCP已经成为临床上重要的治疗手段，其疗效、安全性得到广泛认可。

病例 6-1

患者男性，75 岁，主因上腹痛 1 周入院，MRCP 显示胆总管结石，行 ERCP 取石并置入鼻胆引流管。

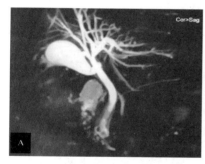

A 患者 MRCP 检查见胆总管下段结石

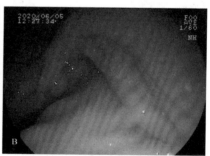

B 十二指肠镜显示乳头

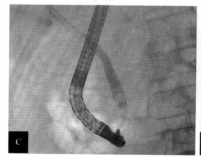

C 行胆总管造影见胆总管下段充盈缺损影

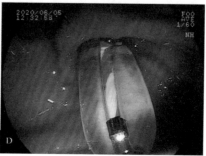

D 予以柱状球囊扩张胆总管

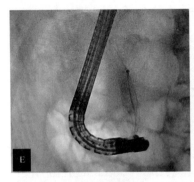

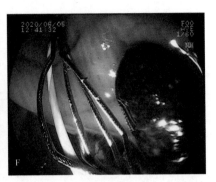

E 取石网篮取石　　　　　　　　　　　F 取出黑色结石

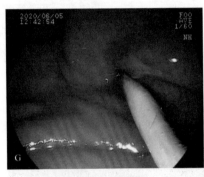

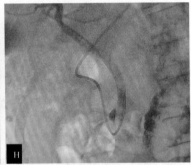

G 置入鼻胆引流管　　　　　H 胆总管未见充盈缺损影,鼻胆引流管位置准确

病例 6-2

患者女性,55 岁,主因腹痛、发热 3 天入院,MRCP 显示胆总管结石,行 ERCP 取石。

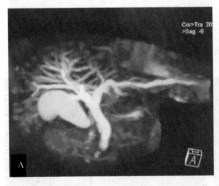

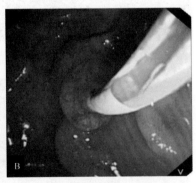

A 患者 MRCP 显示胆总管下段结石　　　　B 三腔切开刀插入乳头

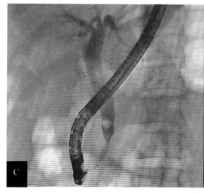

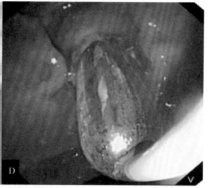

C 胆总管下段见充盈缺损影,下段管壁不光整　　　　　　D 柱状球囊扩张

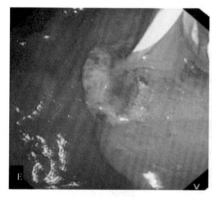

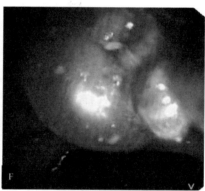

E 可见脓性物排出　　　　　　　　　　F 取石球囊进行取石

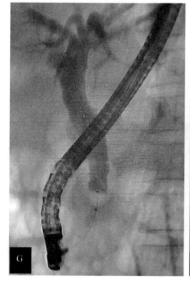

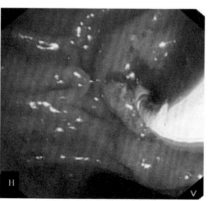

G 取石球囊取石　　　　　　　　　H 置入鼻胆引流管

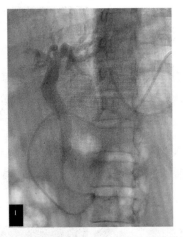

I 胆总管未见充盈缺损影,鼻胆引流管位置准确

病例 6-3

患者男性,87 岁,主因上腹部疼痛 3 个月,黄疸 4 天入院,MRCP 显示胰头占位,患者选择 ERCP 治疗。

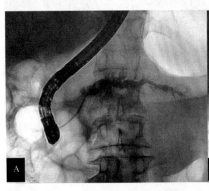

A 胰管插管成功后注射造影剂见胰头部胰管不显影

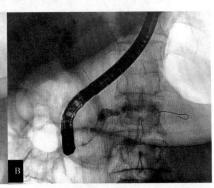

B 胆总管插管成功后造影显示胆总管下段不显影

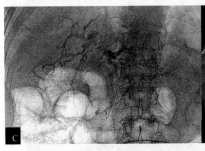

C 置入胰管支架与胆管金属支架,X 射线显示支架位置准确

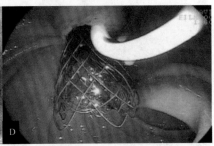

D 内镜下可见胰管支架与胆管支架,引流通畅

参考文献

[1]中华医学会消化内镜分会ERCP学组.ERCP诊治指南（2010版）[J].中华消化内镜杂志,2010,27（3）:113-118.

[2]Ahmad I, Khan, AA, et al.Precut papillotomy outcome [J].J Coll Physicians Surg Pak,2005,15（11）:701-703.

[3]郭学刚.中国ERCP再认识和思考[J].中华消化内镜杂志,2016,33（5）:273-276.

附　录

缩　写	英文全称	中　文
AVA	avascular area	无血管区
AVA-S	avascular area（small）	小无血管区
AVA-M	avascular area（middle）	中无血管区
AVA-L	avascular area（large）	大无血管区
CO	crypt opening	隐窝开口
DL	demarcation line	分界线
EMR	endoscopic mucosal resection	内镜黏膜切除术
EP	epithelium	黏膜上皮层
ESD	endoscopic submucosal dissection	内镜黏膜下剥离术
IP	intervening part	隐窝间部
IPCL	intra-epithelial papillary capillary loop	上皮内乳头状毛细血管
LBC	light blue crest	亮蓝嵴
LPM	lamina propria mucosa	黏膜固有层
LST	laterally spreading tumor	侧向发育型肿瘤
LST-G	laterally spreading tumor granular	颗粒性侧向发育型肿瘤
LST-G（H）	homogeneous	颗粒均一
LST-G（M）	nodular-mixed	结节混合
LST-NG	laterally spreading tumor non-granular	非颗粒性侧向发育型肿瘤
LST-NG（F）	flat elevated	平坦隆起
LST-NG（PD）	pseudo depressed	假凹陷
MCE	marginal crypt epithelial	隐窝边缘上皮
ME	magnified endoscopy	放大内镜
MM	muscularis mucosa	黏膜肌层
MS	microsuface	微结构

缩　写	英文全称	中　文
MV	microvascular	微血管
NBI	narrow band imaging	窄带成像
RAC	regular arrangement of collecting venules	规则排列的集合静脉
SM	submucosa	黏膜下层
SM1	Submucosa 1	黏膜下层浅层
SM2	Submucosa 2	黏膜下层中层
SM3	Submucosa 3	黏膜下层深层
SMT	submucosa tumor	黏膜下肿瘤
SSA/P	sessile serrated adenoma/poiyps	广基锯齿状腺瘤/息肉
TSA	traditional serrated adenoma	传统锯齿状息肉
VS	vessel plus surface	血管加表面结构
WOS	white opaque substance	白色不透明物质

日本食道学会放大内镜分类（The Japan Esophageal Association，2012）

分　类	所　见	深　度
Type A（7～10μm）	血管形态没有变化或变化轻微	
Type B	血管形态高度变化	SCC
B1（20～30μm）	扩张/蛇形/口径不同/形状不均一的环状血管	EP/LPM
B2	难以形成环状的异常血管	MM/SM1
B3（＞60μm）	高度扩张形态不规则的血管(约是周围B2血管的3倍)	SM2
Avascular area（AVA）	Type B包绕的无血管或者血管粗大的领域	
AVA-small	＜0.5mm	EP/LPM
AVA-middle	0.5～3mm	MM/SM1
AVA-large	＞3.0mm	SM2

附
录

纵横虚实十字法框定早癌筛查人群示意图

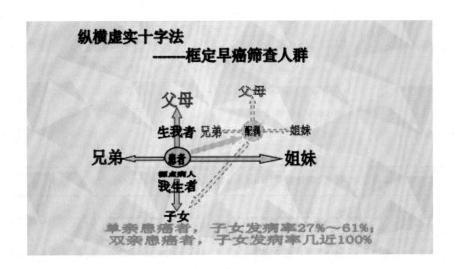